Dieses Buch gehört

....

Notizen

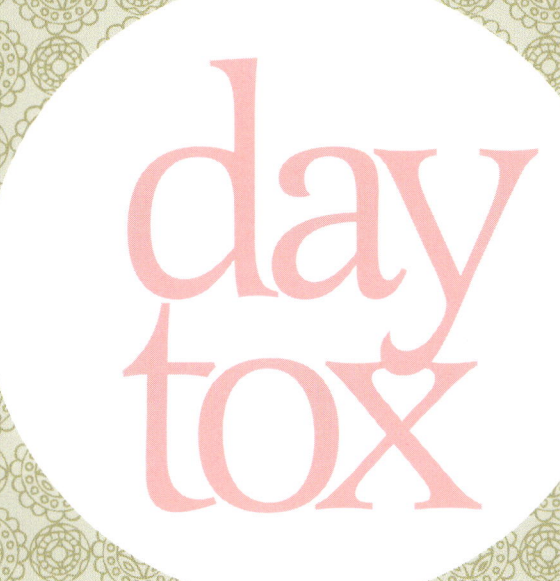

day
tox

**Mit dem
7-Tage-Detoxprogramm
zu mehr Vitalität, Gesundheit und
Ausgeglichenheit**

Kyra de Vreeze

CHRISTIAN

Impressum

Produktmanagement: Anna Geistbeck
Übersetzung aus dem Niederländischen: Nadine Gruschwitz
Textredaktion: Sibille Hoffmann
Korrektur: Asta Machat
Satz: Martin Feuerstein, Wigel
Umschlaggestaltung: Caroline Daphne Georgiadis, Daphne Design
Gesamtherstellung Verlagshaus GeraNova Bruckmann GmbH

★★★★★

Sind Sie mit diesem Titel zufrieden?
Dann würden wir uns über Ihre Weiterempfehlung freuen. Erzählen
Sie es im Freundeskreis, berichten Sie Ihrem Buchhändler, oder
bewerten Sie bei Onlinekauf. Und wenn Sie Kritik, Korrekturen,
Aktualisierungen haben, freuen wir uns über Ihre Nachricht an:
Christian Verlag, Postfach 40 02 09, D-80702 München oder per E-Mail
an lektorat@verlagshaus.de.

Unser komplettes Programm finden Sie unter 🌐 www.christian-verlag.de

Alle Angaben dieses Werkes wurden von der Autorin sorgfältig recherchiert
und auf den neuesten Stand gebracht sowie vom Verlag geprüft. Für die Richtigkeit
der Angaben kann jedoch keine Haftung übernommen werden.

Die Deutsche Nationalbibliothek verzeichnet diese Publikation in der
Deutschen Nationalbibliografie; detaillierte bibliografische Daten sind im
Internet über http://dnb.d-nb.de abrufbar.

ISBN 978-3-95961-008-7

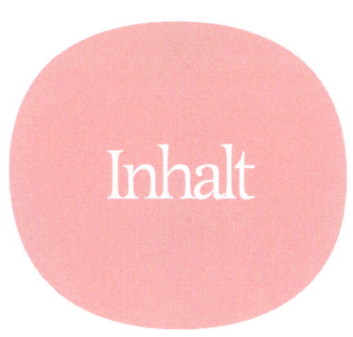

Inhalt

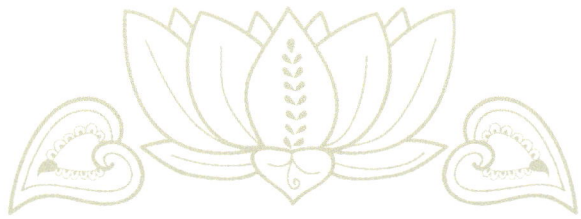

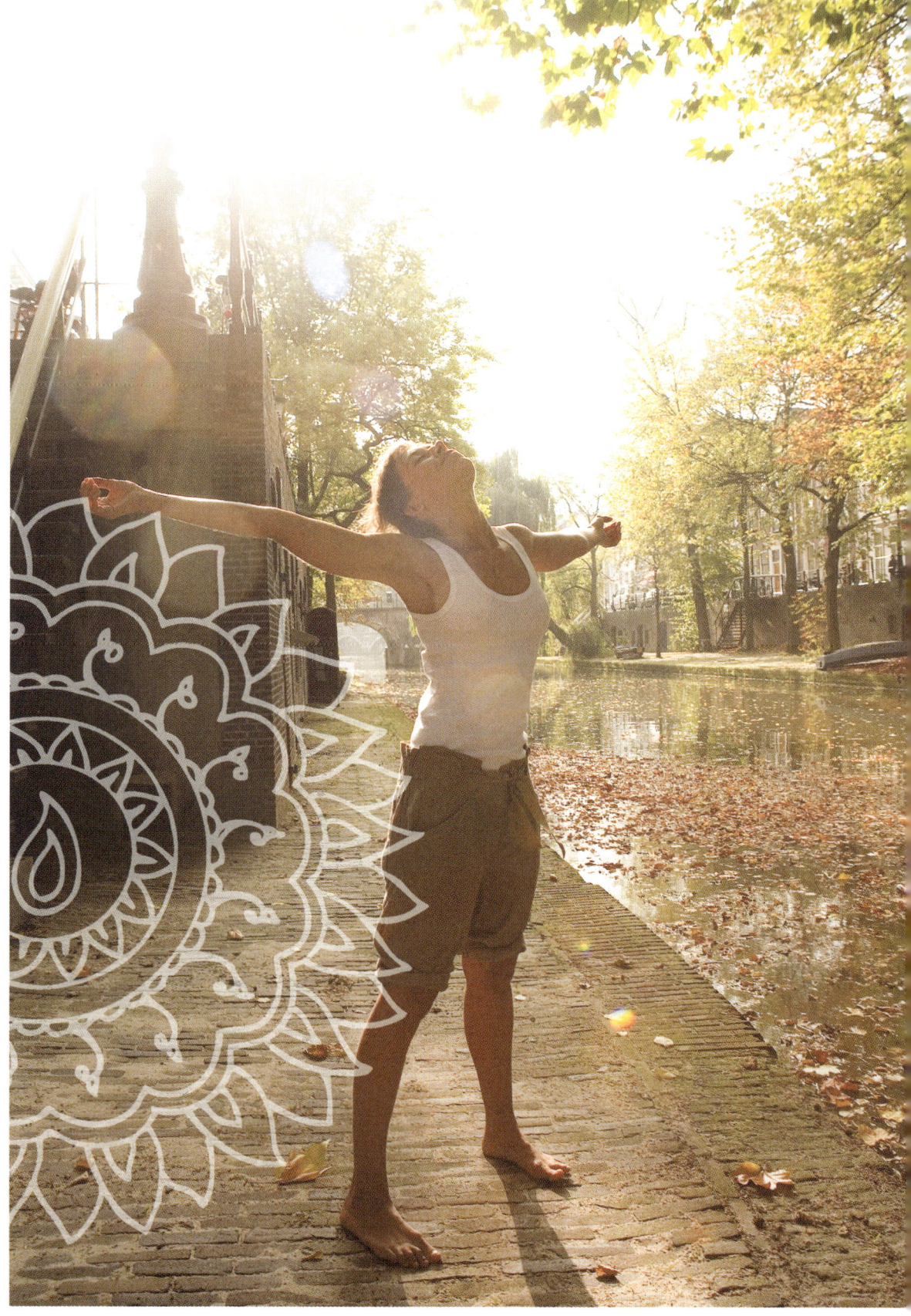

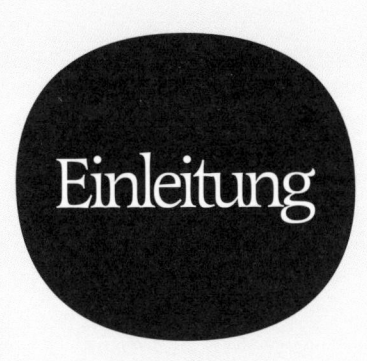

Einleitung

Meine erste Detox-Kur habe ich im ersten Jahr meiner Ausbildung zur Therapeutin für Naturheilkunde ausprobiert. Ich war 19 und neugierig, aber weder diszipliniert, noch nahm ich es ernst. Damals trank ich täglich etwa anderthalb Liter Cola Light, zudem litt ich seit Jahren schon unter dem Reizdarmsyndrom. Während meiner ersten Detox-Kur, zwei Wochen, in denen ich auf Entzug von Koffein und den Süßstoffen in der Cola ging, fiel mir plötzlich auf, dass ich wenig bis keine Bauchschmerzen mehr hatte. Ich führte dies auf den Verzicht von Cola Light zurück, und ich erkannte, dass die richtige Ernährung einen direkten Einfluss auf meinen Körper und meine Gesundheit ausübt. Ich war schmerzfrei, fröhlicher und ausgeglichener. Diese persönliche Erfahrung war der Auslöser dafür, mich auf den Bereich Ernährung zu spezialisieren und mit der Betreuung von Detox-Kuren zu beginnen.

Doch erst als ich mit Yoga in Berührung kam, erkannte ich, dass Gesundheit nicht nur auf einer ausgeglichenen Ernährung beruht, sondern das Ergebnis der gesamten Lebensweise ist. Ich kam zu der Erkenntnis, dass mentaler, sozialer und finanzieller Stress, aber auch Beziehungsstress manchmal schwerer wiegen können als eine »falsche« Ernährung. Ich lernte, dass sich die Rastlosigkeit und das Chaos in meinem Kopf reduzieren ließen, indem ich einfach tief ein- und ausatmete und meine Atmung mit körperlicher Bewegung in Einklang brachte. Mir erschien Yoga alles andere als vage; die Übungen waren für mich sogar äußerst konkret und deutlich! Yoga war – neben dem persönlichen Gewinn – die perfekte Ergänzung zu den Detox-Kuren, die ich betreute.

Seit Jahrhunderten ist Yoga dafür bekannt, den Körper effizient zu reinigen und die Gesundheit zu optimieren. Beim Yoga werden Sie mit dem eigenen Körper konfrontiert. Sie fühlen, wo im Körper Spannungen sind, und können diese mithilfe von Körperübungen und tiefem Atmen lösen. Auch abseits der Yoga-Matte lernen Sie, Techniken zu verwenden, die dafür sorgen, dass Sie im Alltag ausgeglichener sind. Yoga entspannt durch Anstrengung. Hin und wieder werden Sie bei den Übungen extrem schwitzen, doch hinterher fühlen Sie sich energiegeladen, zufrieden und relaxed. Yoga ist zudem eine mentale Herausforderung. Sie werden sich all der Gedanken und der Hektik in Ihrem Kopf bewusst. Doch indem Sie sich auf Ihre Atmung und die Bewegungen konzentrieren, wird das Gedankenwirrwarr in Ihrem Kopf weniger, und Sie fühlen sich klar, ruhig und konzentriert.

Ich glaube, dass jeder von uns – zu einem gewissen Grad – dieses Gefühl der Unruhe kennt: Die Idee, uns ständig selbst hinterherzulaufen, führt dazu, dass wir gern mal »auf Pause drücken« möchten, um die Welt anzuhalten und uns einmal komplett auszuruhen. Detoxen heißt, diese Pause-Taste zu aktivieren. Es bietet Ihnen die nötige Ruhe und Freiheit, um zu sich zu kommen. Es reinigt den Körper, stimuliert die Gesundheit und sorgt dafür, dass Sie sich in Ihrer Haut wohler fühlen. Jede Ihrer Detox-Kuren werden Sie anders erleben, doch der Effekt bleibt der gleiche: Sie kehren voll neuer Ideen, Einsichten, Lust, Spaß und Energie in den Alltag zurück.

Nach mehr als zehn Jahren beruflicher und persönlicher Erfahrung steht für mich fest, dass eine Detox-Kur zu mehr Kraft führt, sowohl auf körperlicher als auch auf mentaler Ebene. Da ich zahlreiche unterschiedliche Detox-Methoden angewandt, studiert und betreut habe, ist es mir gelungen, die besten Elemente aus den verschiedenen Stilen zu kombinieren, mit einer eigenen Note zu versehen und einen ganzheitlichen und lifestyle-orientierten Stil zu kreieren. Ein Stil, den in den vergangenen Jahren zahlreiche Menschen gern und erfolgreich angewendet haben.

Daytox bietet eine praktische, erhellende, inspirierende und effiziente Art zu entgiften, die sich in der eigenen, gewohnten Umgebung anwenden lässt. Dieses Buch ermöglicht Ihnen, Detox dank einfacher Grundregeln und hilfreicher Tipps unkompliziert in Ihren Alltag zu integrieren. Auf diese Weise werden Sie lernen, die Qualität jedes einzelnen Tages zu verbessern. Sie fühlen sich relaxed, zufrieden, konzentriert und voller Lebensfreude.

Kyra de Vreeze

don't
* panic
it's
Organic

BEVOR SIE BEGINNEN
Von einer Detox-Kur wird abgeraten, wenn Sie unter einer der folgenden Beschwerden leiden: schwachem Immunsystem aufgrund einer ernsten Erkrankung, (extremes) Untergewicht, Essstörungen wie Anorexie oder Bulimie, insulinabhängiger Diabetes mellitus, Langzeiteinnahme von Nebennierenrindenhormonen, Niereninsuffizienz, chronischen Infektionen wie Tuberkulose, Magengeschwür, Schilddrüsenerkrankungen, psychiatrischen Erkrankungen, Persönlichkeitsstörungen und starkem psychischem Druck. Sie sind schwanger oder stillen? Auch dann wird von einer Detox-Kur abgeraten, und Sie müssen sich bis zum Beginn Ihrer Kur noch gedulden. Zweifeln Sie? Fragen Sie bitte immer erst Ihren Hausarzt!

Was ist Detox?

Detoxen, (Heil-)Fasten, Reinigen, Entgiften und Entschlacken sind alles Bezeichnungen für ein und dasselbe: eine zeitweilige Vereinfachung der Ernährungs- und Lebensgewohnheiten mit dem Ziel der Reinigung auf körperlicher und/oder mentaler Ebene. Es gibt zahlreiche unterschiedliche Detox-Arten. Dabei ist eine Form drastischer und spartanischer als die andere. So werden bei einigen Formen, wie Wasser- und Saftfasten, ausschließlich Flüssigkeiten konsumiert. Bei anderen Formen ist auch Essen erlaubt, zum Beispiel beim Reisfasten und beim milden Fasten.

Bereits seit Jahrhunderten findet sich in verschiedenen Religionen und Kulturen das Prinzip des Fastens. Gemäß christlicher Tradition werden an den vierzig Tagen vor Ostern die Ernährungs- und Lebensgewohnheiten vereinfacht. Im Islam gibt es den Ramadan, an dem von Sonnenaufgang bis Sonnenuntergang nichts gegessen oder getrunken werden darf. Abends wird dann im Kreise der Familie gegessen und für das Mahl gedankt. In Indien beinhaltet die jahrhundertealte Heilkunst Ayurveda eine intensive Reinigungskur namens Panchakarma.

Einige Traditionen richten sich mehr auf das mentale Fasten, andere auf die körperliche Reinigung. Dieses Buch verwendet den Begriff »Detox«, da hier der Fokus auf dem Entgiften und dem Ausscheiden von unerwünschten Stoffwechselprodukten aus dem Darm liegt. Detox hat einen positiven Effekt auf die Gesundheit und das Wohlbefinden, fördert das Loslassen von Hindernissen, vermindert Stress und hilft uns, neue Inspiration zu sammeln. Detox für Körper, Geist und Seele also!

Warum Detox?

Detox ist ideal, um angestauten Stress abzubauen. Stress zeigt sich im Körper in Form von Abfallstoffen (Säuren), die in Muskeln, Gelenken und im Bindegewebe gespeichert werden. Auch schlechte Ernährung und eine ungenügende Verdauung haben diesen Effekt.

Sicherlich ist Ihnen bewusst, dass *was* Sie essen wichtig für Ihre Gesundheit ist. Aber wussten Sie auch, dass am Ende die Frage, *wie* die Nahrung verdaut wird, den Ausschlag gibt? Aufgabe der Verdauung ist es, dafür zu sorgen, dass wir die Vitamine und Mineralstoffe aus der Nahrung aufnehmen können, und zwar so, dass möglichst wenige Abfallstoffe entstehen. Ohne eine gute Verdauung ist dies unmöglich, und die Nahrung wird (zum Teil) unverdaut wieder ausgeschieden. So kann es passieren, dass jemand, der sehr viel oder sehr gesund isst, dennoch unterernährt ist oder einen Mineralstoffmangel aufweist. Beschwerden wie Müdigkeit, (Muskel-)Krämpfe, Rheuma, Gicht, Hyperventilieren, Übergewicht, Bauchschmerzen, Verstopfung, Allergien, Ekzeme, Kopfschmerzen, Migräne, Nierensteine, Blähungen, Herzrasen und Magenprobleme können die Folge sein. Auch psychische Erkrankungen wie Burnout, Schlaflosigkeit, Depressionen und Angstattacken kommen vor. Diese Beschwerden sind Anzeichen dafür, dass sich der Betreffende zu viel abverlangt und sich nicht genug Zeit nimmt, um körperlich und geistig zur Ruhe zu kommen.

Unglaublich, aber wahr: Pro Jahr nehmen wir mindestens 4,5 kg Pestizide und synthetische Chemikalien auf, die von unseren Körpern (zum Teil) gespeichert werden. So zum Beispiel synthetische Stoffe aus Nahrungs- und Arzneimitteln. Chemikalien aus Kosmetika und Kleidung gelangen über die Haut in unseren Körper; Baumwolle ist weltweit eine der am meisten behandelten Nutzpflanzen. Am besten speichert der Körper diese (synthetischen) Abfallstoffe in Muskeln, Gelenken und Fettgewebe. Dort verursachen sie die geringsten Schäden. Nicht auszudenken, welche Probleme entstünden, würde der Körper die Giftstoffe im Herzen speichern.

Säuernde Nahrungsmittel
enthalten eine relativ große
Menge der Mineralstoffe Phosphor,
Chlor und Schwefel.

Nahrungsmittel, die basisch wirken,
sind dagegen reich an Magnesium,
Kalium, Kalzium und Natrium.

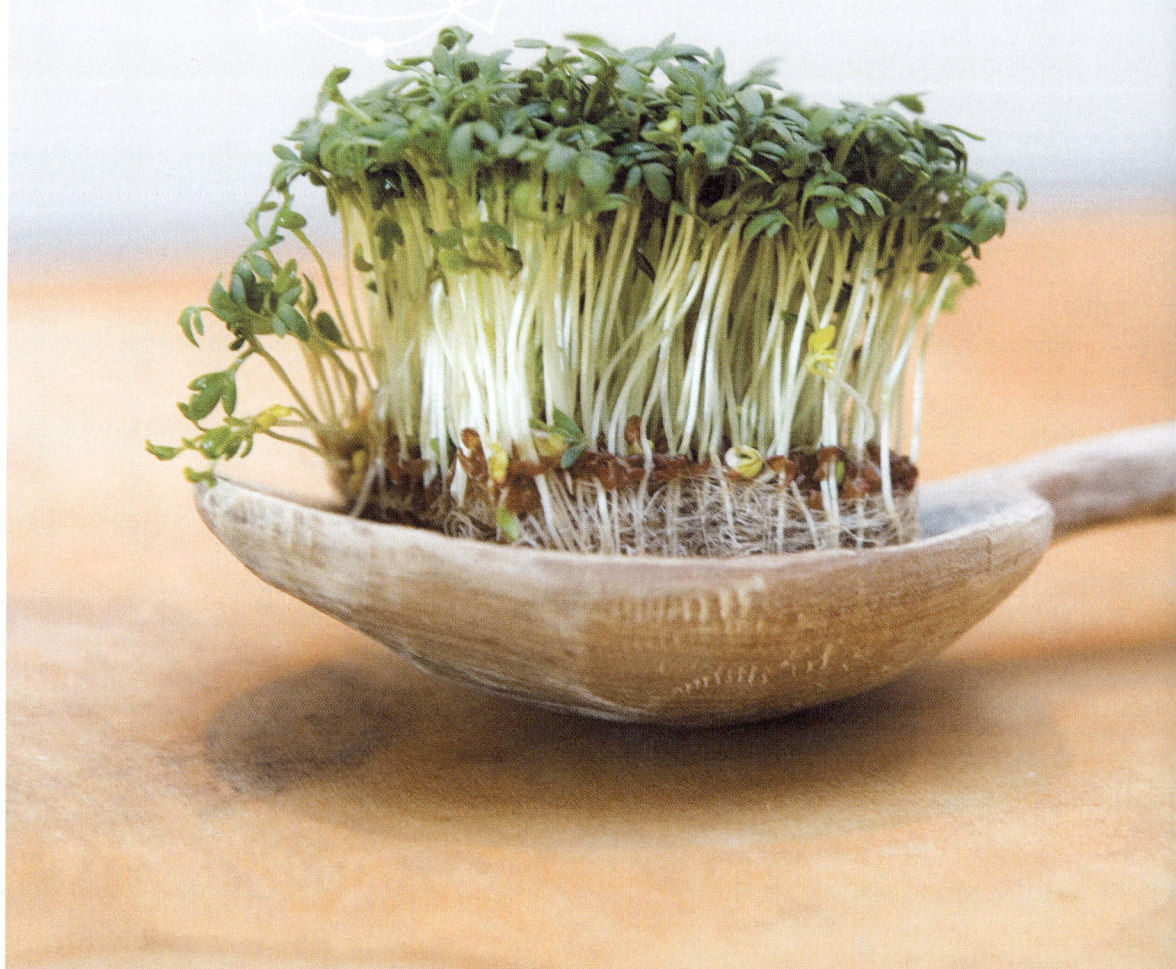

Säure-Basen-Prinzip

Einige Nahrungsmittel wirken säuernd, andere basisch. Zur Erhaltung von Gesundheit und Vitalität benötigt der Körper einen speziellen Säuregrad, der noch dazu konstant ist (siehe Daytox-Tag 1, S. 53). Jedes Gewebe und jedes Organ besitzt einen eigenen Säuregrad, angegeben als pH-Wert. Je größer die Säurebildung, desto höher der Säuregrad des Gewebes. Gerät dieser Mechanismus aus dem Gleichgewicht, kann der Körper nicht mehr optimal funktionieren, und es kommt zu Beschwerden, aus denen sich ernstzunehmende Krankheiten entwickeln können.

Um das Verhältnis von Säuren und Basen auszugleichen, besitzt der Körper ein ausgeklügeltes Puffersystem. So sorgen beispielsweise die Nieren dafür, dass bei einem Säureüberschuss die anfallenden organischen Säuren und saure Stickstoffverbindungen mit dem Harn ausgeschieden werden. Über die Lungen werden Säuren in Form von Kohlendioxid abgeatmet, über die Haut werden sie durch vermehrtes Schwitzen nach außen abgegeben.

Beim Säure-Basen-Prinzip geht es um ein ausgeglichenes Verhältnis zwischen säurebildenden und basenbildenden Nahrungmitteln und nicht darum, sich ausschließlich basisch zu ernähren. Das optimale Verhältnis ist 70 % basisch zu 30 % säurebildend. Sie bestimmen selbst, welche säurebildenden Nahrungsmittel Sie hierfür wählen, doch am besten greifen Sie zu gesunden, nur leicht säurebildenden Produkten, wie Hülsenfrüchten und Getreide!

Basisch
Frisches Gemüse, frisches Obst, Kartoffeln, Tofu (fermentiert)

Leicht säurebildend
Nüsse, Samen, Öle, Hülsenfrüchte, Getreide, Sojamilch

Stark säurebildend
Tierische Produkte, wie Butter, Käse, Fleisch, Fisch, Geflügel, Wild und Ei; Zucker- und zuckerhaltige Produkte, Salz(-gebäck), Fertigprodukte, Konserven, mit Pestiziden behandelte Produkte; zu große Portionen; negative Emotionen; Stress

Neben den Nahrungsmitteln, die säuernd wirken, ist auch die Art, wie wir essen, für das Säure-Basen-Verhältnis von Bedeutung. Wer schlecht kaut oder zu große Portionen isst, bei dem wird aus basischer Nahrung säurebildende Nahrung. Wer gestresst ist, isst oft mehr und zu schnell – und auch Stress sorgt für die Entstehung von Säuren. Es ist daher äußerst wichtig, Stress zu reduzieren, sich beim Essen nur darauf zu konzentrieren, was und wie man isst und für eine geregelte Verdauung zu sorgen, um ein entspanntes, vitales und gesundes Leben führen zu können.

HÄUFIGE URSACHEN
VON SÄUREBILDUNG:
* Stress
* ungesunde und unregelmäßige Ernährung
* schlechte Verdauung
(zu große Portionen, schlechtes Kauen)
* Pestizide
* synthetische Stoffe
(in Nahrung, Kleidung, Zigaretten, Kosmetika)
* Umweltverschmutzung
* Arzneimittel- und Drogenkonsum

Was ist Daytox?

Daytox gibt Ihnen die Freiheit, gut für sich selbst zu sorgen und die eigene Vitalität und Ausgeglichenheit wiederzufinden. Es bietet praktische Richtlinien für den Detox-Prozess und Anregungen für Ihr individuelles Lebensgefühl (Wohlbefinden, Ernährung, Gesundheit und Bewusstseinsbildung). Daytox ist eine milde Detox-Form, bei der Sie zwar essen dürfen, sich dabei aber auf reinigende, einfache Nahrungsmittel beschränken. Damit können auch Berufstätige und alle, die ihr Leben nicht einfach so »auf Pause stellen« können, gut durchhalten.

Mit Daytox reinigen Sie Ihren Körper in Ihrem ganz persönlichen Tempo, in Ihrer gewohnten Umgebung. Sie können das komplette Programm kompakt als »Daytox Pur« absolvieren: Dabei bauen Sie zuerst sieben Tage ab (Pretox), dann folgt die siebentägige Detox-Phase und am Ende bauen Sie wieder sieben Tage auf (Retox). Ihr Daytox-Programm dauert dann 21 Tage. Dies ist laut vieler Ärzte und Therapeuten der Zeitraum, den Körper und Geist benötigen, um festgefahrene Muster zu verändern, Abfallstoffe auszuscheiden und sich von biochemischen Süchten (Wirkung von Zucker, Nikotin, Gefühlen u. ä.) zu befreien. Kurzum, nehmen Sie sich die Zeit, »auf Entzug zu gehen«.

Doch auch wenn es Ihnen nicht möglich ist, sieben aufeinanderfolgende Tage zu detoxen, können Sie die Daytox-Methode anwenden. Legen Sie einfach *einen* wöchentlichen Daytox-Tag ein und befolgen Sie an den übrigen Tagen die Pretox-Ernährungsrichtlinien (»Tiefen-Daytox« und »Daytox Extra«). Auf diese Weise dauert Ihr Daytox sieben Wochen, in denen sich der Schwerpunkt etwas verlagert. Dieses Vorgehen ist zwar weniger konzentriert, aber deshalb nicht weniger effektiv! »Tiefen-Daytox« und »Daytox Extra« eignen sich vor allem für all jene, die schon einmal gefastet haben und ihr Leben wieder in Balance bringen möchten.

»Daytox Extra« richtet sich zudem an erfahrene Yoga-Praktizierende. Führen Sie bei den Yoga-Sequenzen die intensivere Haltung (Option 2) oder Ihre eigenen Übungen (zum Beispiel die erste Serie für Ashtangas) aus. Diese lassen sich mit einer yogischen Diät ergänzen (siehe S. 27).

DAYTOX PUR	PRETOX & RETOX	DAYTOX-PERIODE	YOGA	SUPPLEMENT
	7 + 7 Tage	7 aufeinanderfolgende Tage	Option 1 oder 2	an jedem Daytox-Tag ein anderes Supplement

TIEFEN-DAYTOX	PRETOX & RETOX	DAYTOX-PERIODE	YOGA	SUPPLEMENT
	7 + 7 Tage	jede Woche 1 Daytox-Tag, an den übrigen Tagen befolgen Sie die Pretox-Ernährungs-richtlinien	Option 1 oder 2	Möglichkeit, eine Woche lang das Supplement des Tages einzunehmen

DAYTOX EXTRA	PRETOX & RETOX	DAYTOX-PERIODE	YOGA	SUPPLEMENT
	7 + 7 Tage	jede Woche 1 Daytox-Tag, an den übrigen Tagen befolgen Sie die Pretox-Ernährungs-richtlinien mit der Option für eine yogische Diät (ohne Knob-lauch, Zwiebeln und Lauch)	Option 2 oder Ihre eigenen Übungen	Möglichkeit, eine Woche lang das Supplement des Tages einzunehmen

TIPP:
Versuchen Sie, auch wenn Sie während des Daytox arbeiten oder Ihre Familie versorgen, genügend Ruhe einzubauen. Die Anpassung Ihres Aktivitätslevels ist – neben Ihrer Ernährungsumstellung – essen-ziell für eine erfolgreiche Detox-Kur.

Was erwartet Sie?

Wenn Sie noch nie eine Detox-Kur gemacht haben, werden Sie sich vielleicht fragen: Wozu soll ich mir das antun? Alle, die schon einmal gedetoxt haben, kennen die Antwort. Nach so einer Kur fühlen Sie sich frisch, rein und energiegeladen. Sie können sich besser konzentrieren, sind positiv und inspiriert. Ihre Haut strahlt, und Ihre Augen glänzen. Sie fühlen sich einfach fabelhaft. Einige Menschen beschreiben es als ein Gefühl natürlichen High-Seins, das manchmal monatelang anhält. Dies nur als Idee dessen, was Sie nach dem Detox erwarten wird. Doch wie ist es während der Kur?

Normalerweise nehmen wir mit jeder Mahlzeit eine bestimmte Menge Kalorien zu uns. Bei Frauen sind das durchschnittlich etwa 2.000 Kalorien pro Tag, bei Männern etwas mehr. Unser Körper greift auf den Kohlenhydratstoffwechsel zurück. Das bedeutet, dass der Körper zur Erzeugung von Energie Kohlenhydrate nutzt. Die Kohlenhydrate, die wir aufnehmen, werden nach der Verdauung in Glukose umgewandelt. Die Glukose gelangt dann in die Blutbahn und wird zu den unterschiedlichen Organen transportiert. Dort wird sie von den Zellen aufgenommen, die Glukose verbrennen können (was Energie liefert) oder von ihnen gespeichert.

Reduzieren Sie die Menge der Kalorien, die Sie zu sich nehmen, holt sich Ihr Körper die dadurch fehlende Energie aus diesen gespeicherten Reserven. Ihr Körper wechselt in den Fettstoffwechsel und verbrennt langsam, aber sicher die gespeicherten Fette. Dies beginnt meist um Tag 3 der Detox-Kur und wird auch als »Detox-Tief« bezeichnet. Im Fettgewebe sind Stoffwechselprodukte gespeichert, die der Körper nicht mehr benötigt und ggf. eine ungünstige Wirkung entfalten könnten. Diese werden als Abfallprodukte bezeichnet. Etwa am dritten Tag werden diese Abfallstoffe freigesetzt und gelangen in den Blutkreislauf. Diese Stoffe können vorübergehend allerlei leichte

Beschwerden verursachen, wie Kopfschmerzen, Übelkeit, Verstimmtheit, Schwitzen oder Herzrasen. Oder sie führen dazu, dass Sie sich kraftlos, müde oder schlapp fühlen. Diese Beschwerden treten häufiger am Morgen auf, eben dann, wenn Sie aufstehen. Aber solche Beschwerden lassen sich ganz einfach vermeiden und beseitigen: Mit genügend Bewegung regen Sie Ihren Kreislauf an, und Sie machen es damit dem Körper leichter, die Abfallstoffe möglichst schnell auszuscheiden, die in der Ruhephase während der Nacht sozusagen im Blutkreislauf »hängengeblieben« sind. Je schneller es Ihnen gelingt, die freigesetzten Abfallstoffe auszuscheiden, desto weniger leiden Sie unter dem Detox-Tief. Die Ausscheidung wird durch die verschiedenen Daytox-Elemente (siehe S. 19) angeregt.

> Die Beschwerden von Detox-Tiefs klingen meist um Tag 4 herum ab. Danach beginnen Sie, die Vorteile von Detox zu spüren.

Es kommt also zu körperlichen Symptomen, doch eine Detox-Kur hat auch eine mentale Seite. So mancher beginnt eine Detox-Kur mit überhöhten Erwartungen. Diese sind oft mit leidenschaftlichen Vorsätzen verbunden (ich werde das Gesundheitsruder ein für alle Mal herumreißen), basierend auf früheren Detox-Erfahrungen oder als Ergebnis einer leicht perfektionistischen Persönlichkeit. Werden Sie sich bewusst, dass jede Detox-Kur anders ist, und stehen Sie neuen Erfahrungen offen gegenüber. Formulieren Sie ein (für Sie persönlich erreichbares) Ziel und schreiben Sie es auf. Hierbei ist wichtig, dass das Ziel realistisch und einfach zu erreichen ist, sodass Sie nicht enttäuscht werden. Die größte mentale Falle einer Detox-Kur besteht darin, sich unrealistische Ziele zu setzen. Denn dann sind Enttäuschung, Stress und Demotivation vorprogrammiert.

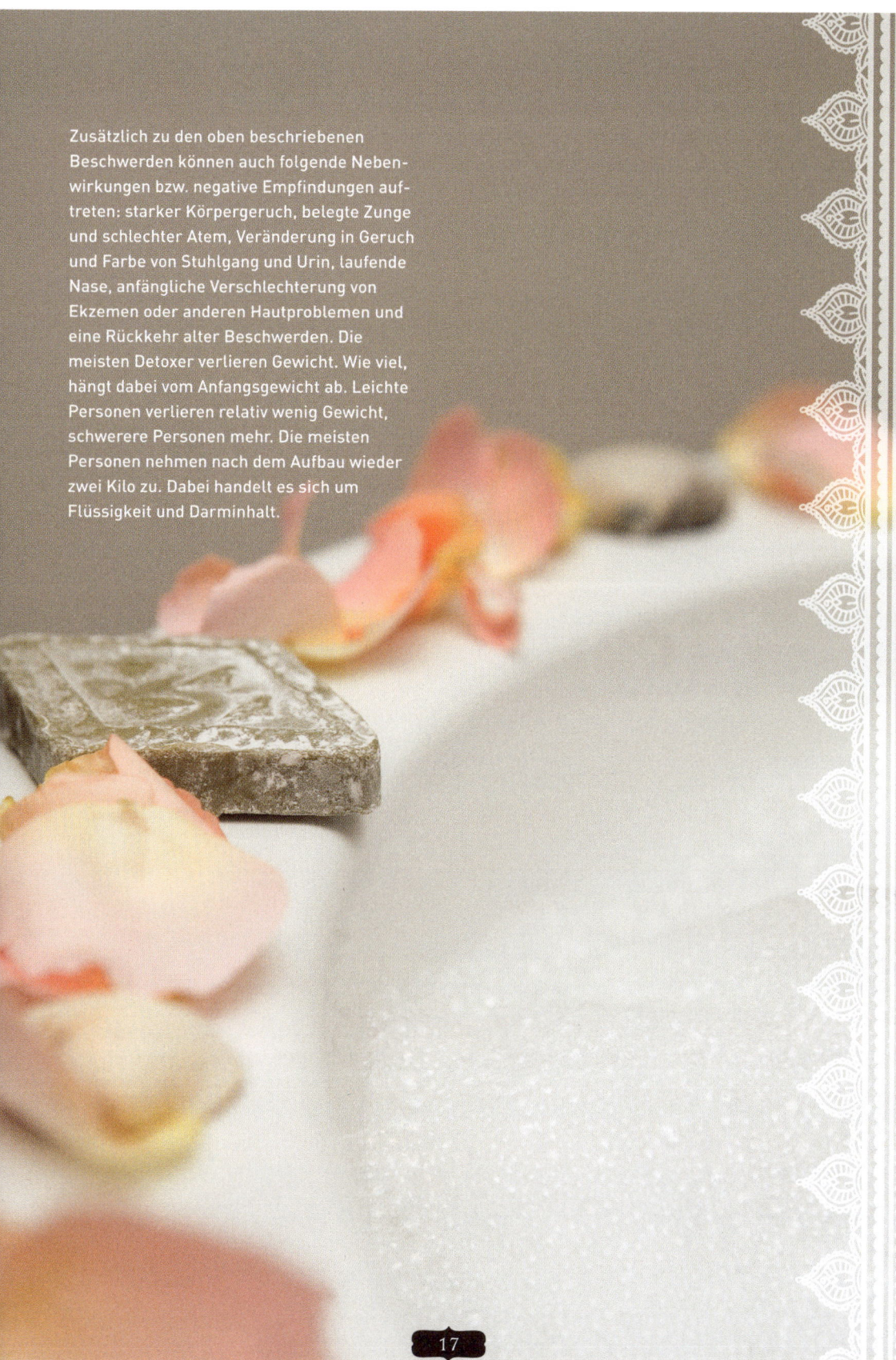

Zusätzlich zu den oben beschriebenen Beschwerden können auch folgende Nebenwirkungen bzw. negative Empfindungen auftreten: starker Körpergeruch, belegte Zunge und schlechter Atem, Veränderung in Geruch und Farbe von Stuhlgang und Urin, laufende Nase, anfängliche Verschlechterung von Ekzemen oder anderen Hautproblemen und eine Rückkehr alter Beschwerden. Die meisten Detoxer verlieren Gewicht. Wie viel, hängt dabei vom Anfangsgewicht ab. Leichte Personen verlieren relativ wenig Gewicht, schwerere Personen mehr. Die meisten Personen nehmen nach dem Aufbau wieder zwei Kilo zu. Dabei handelt es sich um Flüssigkeit und Darminhalt.

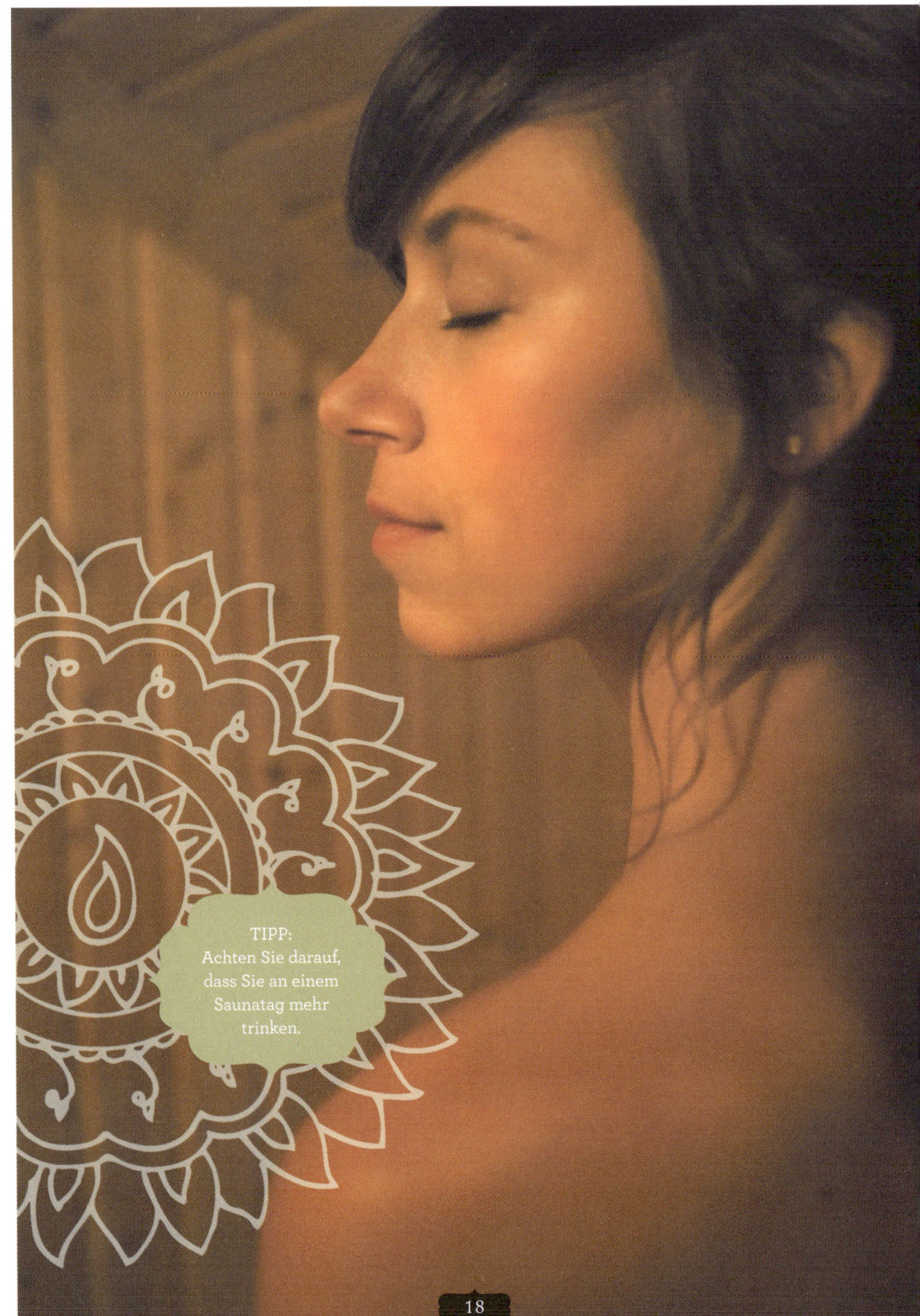

TIPP:
Achten Sie darauf,
dass Sie an einem
Saunatag mehr
trinken.

Die 4 Elemente des Daytox

Um Ihr DAYTOX-Programm so einfach wie möglich zu gestalten und damit Sie möglichst wenig unter dem Detox-Tief zu leiden haben, gibt es zahlreiche Hilfsmittel, die hier in folgende vier Kategorien unterteilt werden:
1. Reinigung
2. Atmung
3. Nahrung
4. Entspannung

1 Reinigung

Sauna

Die trockene Wärme der Sauna lässt die Körpertemperatur steigen. Damit dies nicht außer Kontrolle gerät, hat der Körper eine Technik: Er beginnt zu schwitzen. Der Schweiß sorgt dafür, dass der Körper abkühlt und wir nicht überhitzen. Schwitzen ist ideal zum Ausscheiden von Abfallstoffen. Indem wir »alte Flüssigkeit« ausscheiden und frisches Wasser aufnehmen, reinigen wir uns von innen. Schließlich besteht der Körper zu 70 % aus Flüssigkeit, und deren Zustand bestimmt zu großen Teilen unsere Gesundheit. Wenn Sie die Flüssigkeit in Ihrem Körper ständig erneuern, bleiben Sie frisch – in jeglicher Hinsicht.

Bewegung

Wenn wir uns bewegen, ist unser Herzschlag erhöht und das Blut fließt schneller. Der Kreislauf wird angeregt, und Abfallstoffe können besser ausgeschieden werden. Natürlich sind Ruhepausen bei einer Detox-Kur fundamental, doch Bewegung ist dabei ebenso wichtig. Es geht um die Balance zwischen beidem und die Art, wie wir uns bewegen. Gemütliches Spazierengehen oder Radfahren und das Praktizieren von Yoga oder Tai-Chi helfen dem Körper bei der Reinigung und sorgen dafür, dass wir unsere Energie behalten. Oft macht uns gerade das Nichts-Tun schlapp und müde. Beachten Sie jedoch, dass Ihr Körper während einer Detox-Kur anders reagieren kann. Das heißt, Sie sollten Ihr gewohntes Bewegungsprogramm und dessen Intensität an Ihr Befinden und an Ihre Leistungsfähigkeit anpassen. Schalten Sie lieber von sich aus einen Gang zurück, bevor Ihr Körper Sie ausbremst.

Supplemente

An jedem Daytox-Tag wird ein bestimmtes Supplement empfohlen. Dieses Supplement unterstützt die Reinigung eines Organs und das Thema des jeweiligen Tages. Natürlich müssen Supplemente, um effektiv wirken zu können, über einen längeren Zeitraum eingenommen werden. Durch die Verknüpfung eines Supplements mit einem Daytox-Tag, -Organ und -Thema wird deutlich, wie dieses Supplement Sie unterstützen kann.

Jeder benötigt auf einer anderen Ebene zusätzliche Unterstützung. Vielleicht haben Sie eine schwache Immunabwehr, oder Sie leiden schon seit Jahren unter chronischer Bronchitis. Nachdem Sie wissen, welches Supplement mit welchem Organsystem und Tagesthema verknüpft ist, können Sie dieses Supplement über eine etwas längere Zeit einnehmen.

Für die Einnahme aller Supplemente und Kräuter gilt: Lesen Sie sorgfältig die Packungsbeilage und Gegenanzeigen. Nehmen Sie Supplemente und Kräuter möglichst in Form einer Kur und über einen Zeitraum von maximal 3 Wochen ein.

ALLGEMEINE RICHTLINIEN: Bei »Daytox Pur« nehmen Sie ein Supplement pro Daytox-Tag ein. Bei »Tiefen-Daytox« oder »Daytox Extra« besteht die Möglichkeit, das Supplement in der Woche nach dem Daytox-Tag, also während Sie die Pretox-Ernährungsrichtlinien befolgen, weiter einzunehmen.

Wechselduschen

Wechselduschen stimulieren – ebenso wie Bewegung – den Kreislauf. Wenn Sie morgens unter einem Detox-Tief leiden, ist eine Wechseldusche ideal, um dieses Tief zu überwinden. Abwechselnd warm und kalt zu duschen, erweitert und verengt die Blutgefäße und bringt den Blutkreislauf in Schwung. Abfallstoffe können dann schneller ausgeschieden werden. Wechselduschen haben noch einen weiteren Vorteil: Während einer Detox-Kur kann Ihnen, da Sie weniger Nahrung aufnehmen, schneller kalt werden. Jede Wechseldusche endet mit kaltem Wasser. Dadurch ziehen sich die Hautporen zusammen. Sie schließen die Haut gewissermaßen ab, sodass die Wärme besser im Körper gehalten wird. So widersprüchlich es auch klingen mag: Ihnen wird wärmer, wenn Sie sich am Ende kalt abduschen!

VORGEHENSWEISE: Warm beginnen, dann kaltes Wasser, wieder warm und am Ende kalt.

Wärmebehandlung für die Leber

Die Leber wird auch als »Verbrennungsofen« des Körpers bezeichnet. Während der Detox-Kur arbeitet dieses Organ auf Hochtouren. Für die Leber ist es von Vorteil, wenn die Temperatur hoch bleibt, damit das »Feuer« optimal brennen kann. So kann sie den Körper von Abfallstoffen befreien. Eine einfache Möglichkeit, die Leber zu unterstützen, ist, eine Wärmflasche an der Stelle anzulegen, an der die Leber sitzt. Die lokale Wärme bewirkt einen kleinen Temperaturanstieg und facht den Verbrennungsofen an. Der beste Zeitpunkt für diese Methode ist dann, wenn die Leber am aktivsten ist, nämlich am Mittag gegen 13:00 Uhr. Eine solche Wärmebehandlung sollte eine halbe bis ganze Stunde wirken können.

VORGEHENSWEISE: Legen Sie zuerst ein feuchtes Tuch auf die untersten Rippen der rechten Bauchseite. Darauf geben Sie die Wärmeflasche, die Sie mit einem trockenen Handtuch zudecken, mit dem Sie sich außerdem gut einpacken, damit die Wärmflasche an ihrem Platz bleibt!

VORSICHT! Achten Sie darauf, dass die Wärmeflasche nicht zu heiß ist und keinen direkten Hautkontakt hat. Dies kann zu roten Flecken und leichten Brandblasen führen.

2 Atmung

Atmung und Yoga

Atemübungen sorgen dafür, dass Sie ruhiger werden, sich besser entspannen und klare Gedanken fassen können. Das Nervensystem kommt zur Ruhe, Sie fühlen sich weniger gehetzt und können sich besser entspannen. Während der Daytox-Yoga-Sequenzen bringen Sie Atmung und Bewegung in Einklang. Sie machen spezielle Atemübungen (Pranayamas) und werden aufgefordert, während der lang gehaltenen Yoga-Posen tief ein- und auszuatmen.

Beim Yoga stehen die Einheit und die Verbindung zwischen Körper und Geist im Mittelpunkt. Durch die Verbindung des Physischen (Ihr Körper und Ihre Atmung) mit dem Mentalen (Ihre Gedanken) kommen Sie in Kontakt mit Ihrer Umgebung. Das Praktizieren von Yoga ohne den bewussten Einsatz der Atmung ist mit Fitnessübungen vergleichbar. Es mag für den Körper recht angenehm sein, doch dabei bleibt es am Ende auch. Wenn Sie Atmung und Bewegung in Einklang bringen, führt das zu einem bewusstem Erleben der Pose, und ihre Empfindungen werden verstärkt. Sie werden sich Ihrer selbst mehr bewusst, und Ihr Geist kann zur Ruhe kommen.

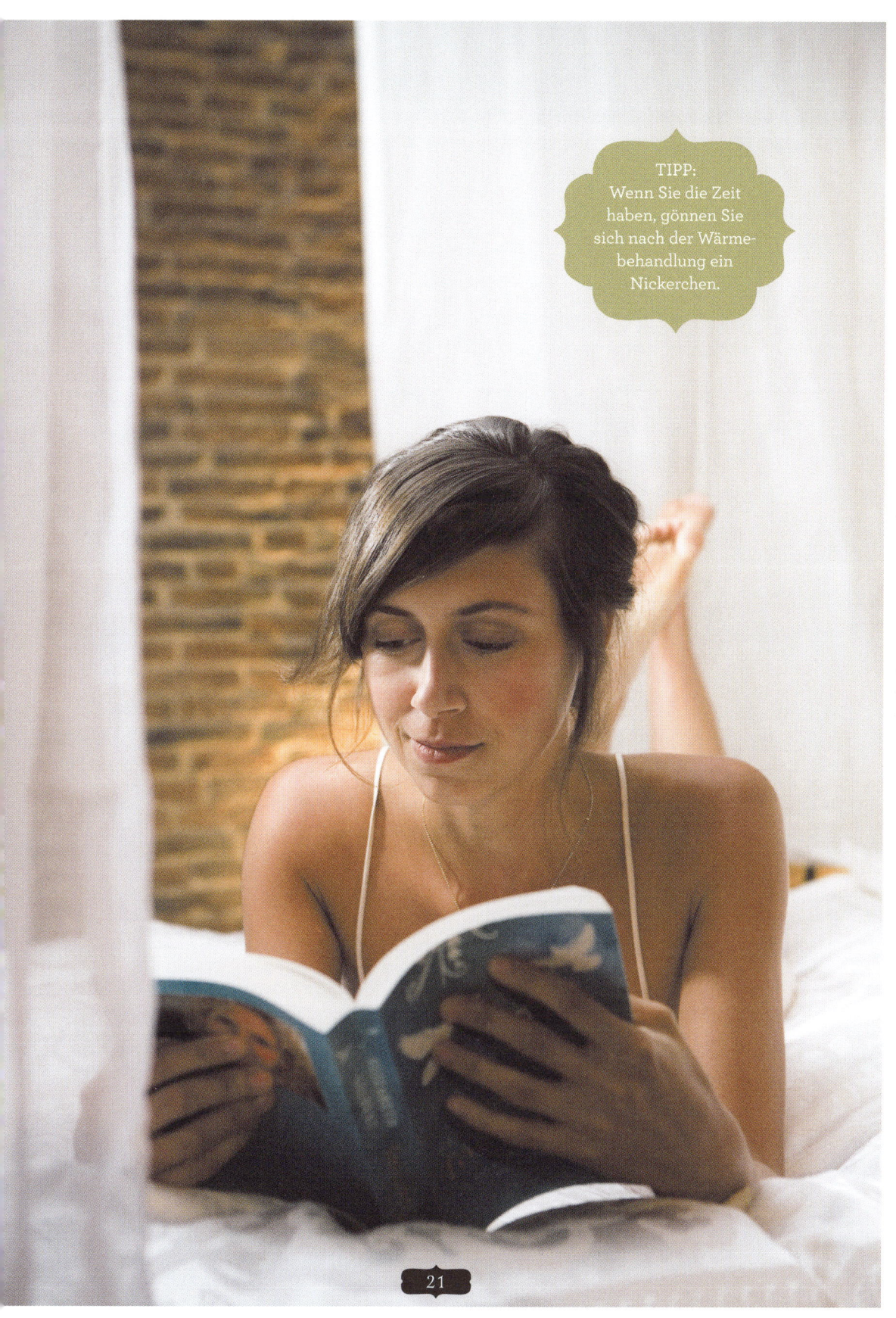

TIPP:
Wenn Sie die Zeit
haben, gönnen Sie
sich nach der Wärme-
behandlung ein
Nickerchen.

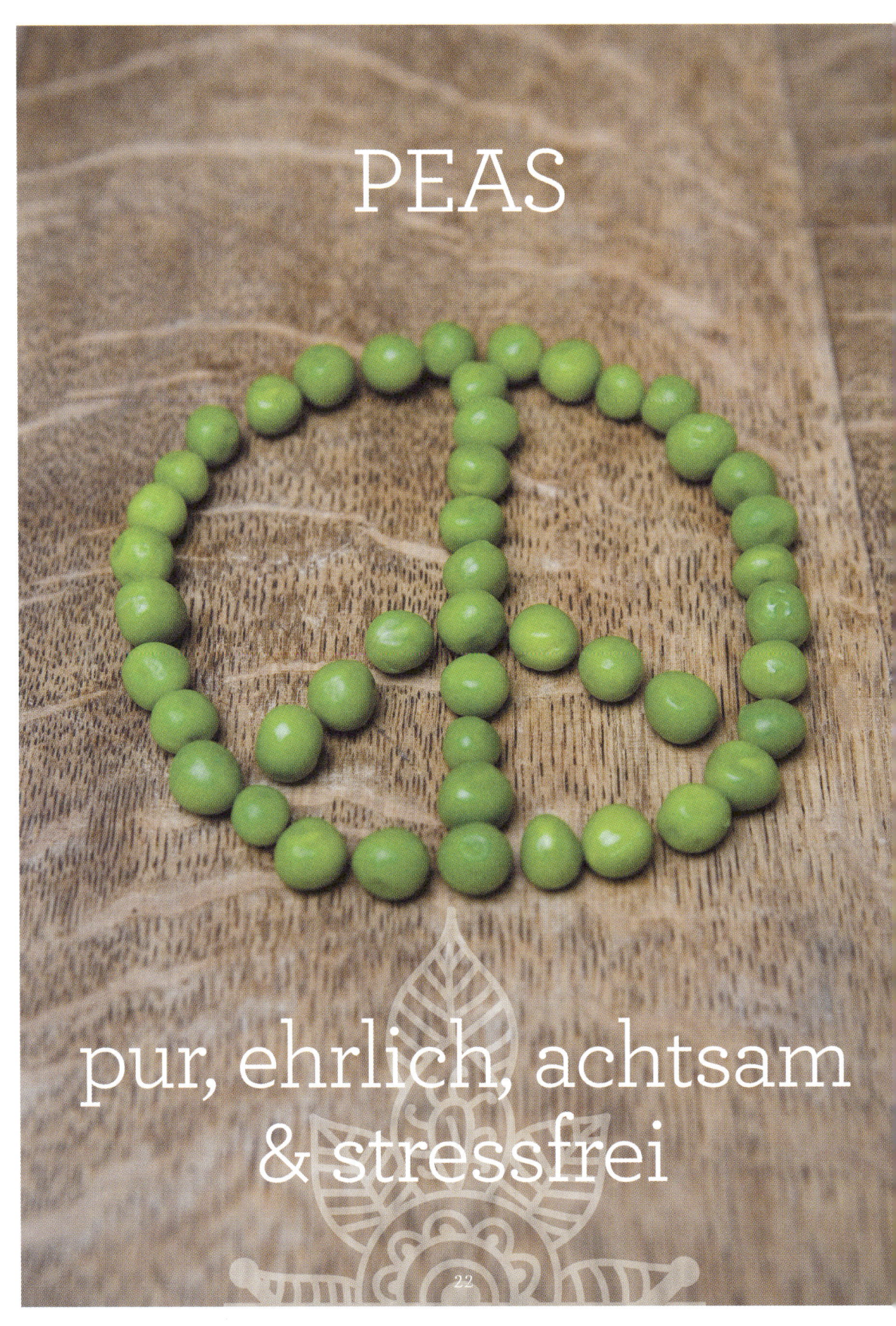

PEAS

pur, ehrlich, achtsam
& stressfrei

3 Nahrung

Nahrung + Verdauung = Ernährung

Es kommt nicht nur darauf an, *was* Sie essen, auch Ihre Verdauung ist wichtig! Funktioniert die Verdauung nicht gut, können die Nährstoffe aus der gesunden Nahrung nicht aufgenommen werden. Abfallstoffe entstehen, und Essen ist nicht nahrhaft, sondern belastend. Erst wenn Sie Ihre Verdauung optimieren, wird gesunde Nahrung nahrhaft!

Gesunde Nahrung

Wenden Sie für die Auswahl gesunder Lebensmittel das PEAS-Prinzip an. PEAS ist eine Abkürzung für: PUR, EHRLICH, ACHTSAM und STRESSFREI.

Gesunde Nahrung ist PUR. Das sind einfache Produkte, die sich direkt ernten lassen, wie Äpfel, Kartoffeln oder Weizen. Am gesündesten sind unverarbeitete Lebensmittel. Greifen Sie zu verarbeiteten Lebensmitteln, sollten diese möglichst wenige Zutaten enthalten. Brot ist zum Beispiel eine verarbeitete Variante von Getreide. Die meisten gesunden Brote enthalten nur wenige Zutaten und werden aus natürlichen Produkten hergestellt. Doch aufgepasst, nicht jedes Brot ist pur! Die meisten Supermarktbrote enthalten um die 35 Zutaten, darunter verschiedene Zucker, synthetische Chemikalien und Backtriebmittel.

Gesunde Nahrung ist EHRLICH. Sie wird in ehrlichen Verfahren und mit Achtung vor Bauern, Natur, Tier und Verbrauchern hergestellt. Fairtrade-Produkte sind eine gute Möglichkeit, ehrliche Produkte zu erwerben. Seien Sie ehrlich, wenn es um Ihr Essen geht. Wo kommt es her? Wie hat es gelebt, oder wie ist es gewachsen? Stehe ich dazu?

Gesunde Nahrung ist ACHTSAM. Sie erfährt bei der Produktion viel Aufmerksamkeit. In ihre Ernte und Herstellung werden viel Zeit und Liebe investiert. Die Industrie ist das Gegenteil von achtsam. Dort muss möglichst schnell und möglichst viel produziert werden, damit der Hersteller möglichst reich wird. Slowfood ist ein gutes Beispiel für achtsame Nahrung. Hier nimmt man sich die Zeit, um die beste Qualität anbieten zu können.

Gesunde Nahrung ist STRESSFREI. Das bedeutet, dass bei der Herstellung kein Schmerz gelitten wird. Wenn Tiere falsch behandelt werden, schütten sie Stresshormone aus. Diese Stresshormone gelangen in Fleisch, Butter und Milch und landen am Ende auf unserem Teller. Stress wirkt stark säuernd. Leider werden die meisten Tiere in der Industrie gewaltsam und entehrend behandelt. Häufiger ist zu hören: Du bist, was du isst. Hier hieße das also, man wäre Schmerz und Stress. Nicht unbedingt PEAS, Love & Happiness. Ernähren Sie sich daher möglichst biologisch-dynamisch und pflanzlich.

Die beste Verdauung

Die Verdauung lässt sich auf unterschiedlichste Art und Weise optimieren. Wer vermehrt SPROSSEN isst, nimmt zusätzlich wichtige Verdauungsenzyme auf. Würden wir ausschließlich gekochte Nahrung zu uns nehmen, erhielte unser Körper nur wenige dieser Enzyme, denn beim Kochprozess geht ein Großteil davon verloren. Keimsprossen sind die stärksten Lieferanten von Verdauungsenzymen. Die Anzahl verschiedener Sprossenarten ist riesig. Am bekanntesten sind Gartenkresse und Sojasprossen. Sie können Keimsprossen selbst züchten (siehe Sprossen, S. 27) oder im Supermarkt kaufen. Keimsprossen sind die einzigen Produkte, die im Supermarkt weiterwachsen und dort noch nährstoffreicher und gesünder werden!

Gutes KAUEN optimiert die Verdauung. Die Nahrung wird im Mund so gut wie möglich zerkleinert und der Magen dadurch entlastet. Unser Speichel ist voll mit Verdauungsenzymen, die jeden Bissen noch besser verwertbar machen. Der Magen muss nicht mehr alleine tätig sein, und das Essen kann zügiger in den Dünndarm und weiter in den Dickdarm transportiert werden. Dort erfolgt die Aufnahme der einzelnen Nährstoffe in das Blut.

GEWÜRZE regen die Verdauung an. Sie wirken wie ein »Digestivum«. Sie kennen vermutlich die Wirkung von Kräuterlikör, der nach dem Essen gereicht wird, um die Verdauung zu fördern. Dabei hat nicht der Alkohol diese Wirkung, sondern die Kräuter und Gewürze. Ingwer, Zimt, Kümmel, Kurkuma, schwarzer Pfeffer, Fenchel, Anis und Minze sind alle verdauungsfördernd. Man kann sie zum Kochen verwenden oder aus ihnen Tees zubereiten.

Beim Essen TRINKEN? Ist das erlaubt? Was das Trinken während der Mahlzeiten betrifft, so gibt es unterschiedliche Ansichten. Es verdünne die Magensäfte und vergrößere das Volumen der Nahrung im Magen, wodurch die Verdauung erschwert würde. Andere Meinungen befürworten das Trinken während des Essens jedoch geradezu.

Die Wahrheit liegt irgendwo in der Mitte. Ja, das Trinken zu den Mahlzeiten verdünnt die Magensäfte und erschwert die Verdauung, jedoch nur bei größeren Mengen. Wichtig ist, eine halbe Stunde vor der Mahlzeit mit dem Trinken aufzuhören und erst eine Stunde nach der Mahlzeit wieder damit anzufangen. Während der Mahlzeit sollte besser nur ein Getränk konsumiert werden, und zwar langsam und in kleinen Schlucken. Nehmen Sie ein Getränk, das die Verdauung fördert, wie frischen Ingwertee oder indisches Lassi. Kohlesäurehaltige Erfrischungsgetränke und zuckerhaltige Getränke, wie Saft und Softdrinks, aber auch Alkohol, sind weniger gut für die Verdauung, da sie die Gärung – und somit die Bildung von Gasen – fördern.

Große PORTIONEN sind fatal für die Verdauung. Unser Körper wird von einem großen Berg an Essen und den vielen verschiedenen Inhaltsstoffen überwältigt. Wenn wir viele unterschiedliche Dinge essen, zum Beispiel Reis mit Curry und Lamm und gebackenen Zwiebeln und Ananas und Gurke und verschiedenen Chutneys, dazu einen Softdrink und danach Tiramisu, dann muss unser Körper all die unterschiedlichen Nährstoffe in der korrekten Weise verdauen. Je komplexer und schwerer die Mahlzeit ist, desto länger benötigt der Körper für deren Verdauung. Große Portionen wiegen buchstäblich schwer und machen träge. Alle Energie fließt in die Verdauung, die aufgrund der Unmenge an Essen nicht optimal funktionieren kann.

Um die passenden Verzehrmengen und das richtige Verhältnis der einzelnen Nährstoffe zu finden, wurde das OK-Prinzip erfunden. Es handelt sich dabei um einen Frühstücksteller mit imaginärem O und K. Das O steht für den Rand des Tellers. Eine Linie genau durch die Mitte ist die vertikale Linie des K. Von dort aus verlaufen zwei Linien zum Rand, sodass der Buchstabe K entsteht. So wird der Teller in vier Bereiche unterteilt: eine Hälfte und drei kleinere Teile. Die Idee dahinter ist, die linke Hälfte mit Gemüse zu füllen. Einer der kleineren Bereiche ist für Kohlenhydrate, wie Süßkartoffeln oder Reis. Der nächste ist für Eiweiß, wie Fisch, Tofu oder Hülsenfrüchte. Der letzte Bereich bleibt leer. Beim OK-Prinzip hat man sich bewusst für einen Frühstücksteller entschieden, denn wer von einem kleinen Teller isst, neigt weniger schnell dazu, zu viel zu essen.

gesunde Nahrung + optimale Verdauung = Ernährung, Gesundheit & Glück!

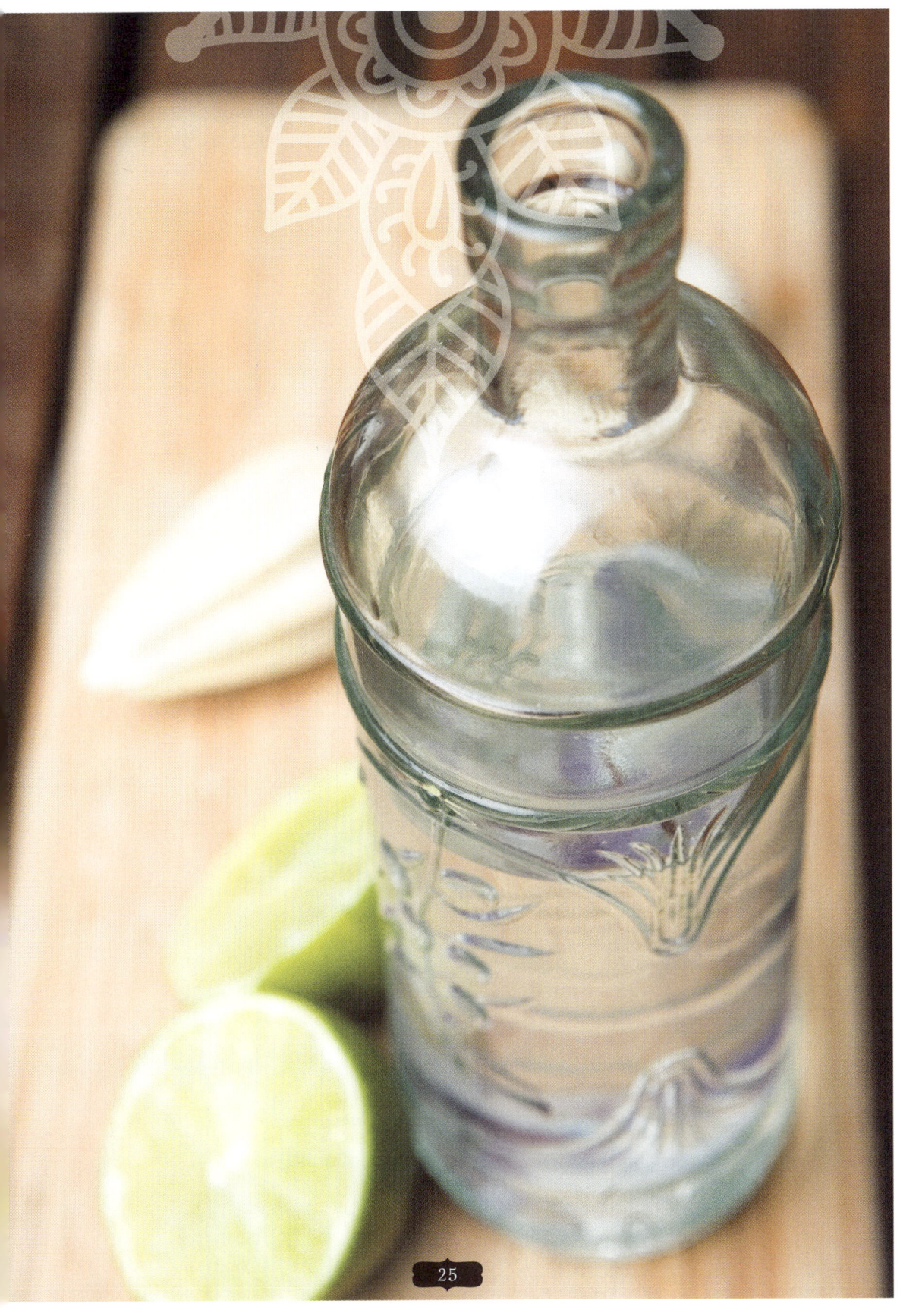

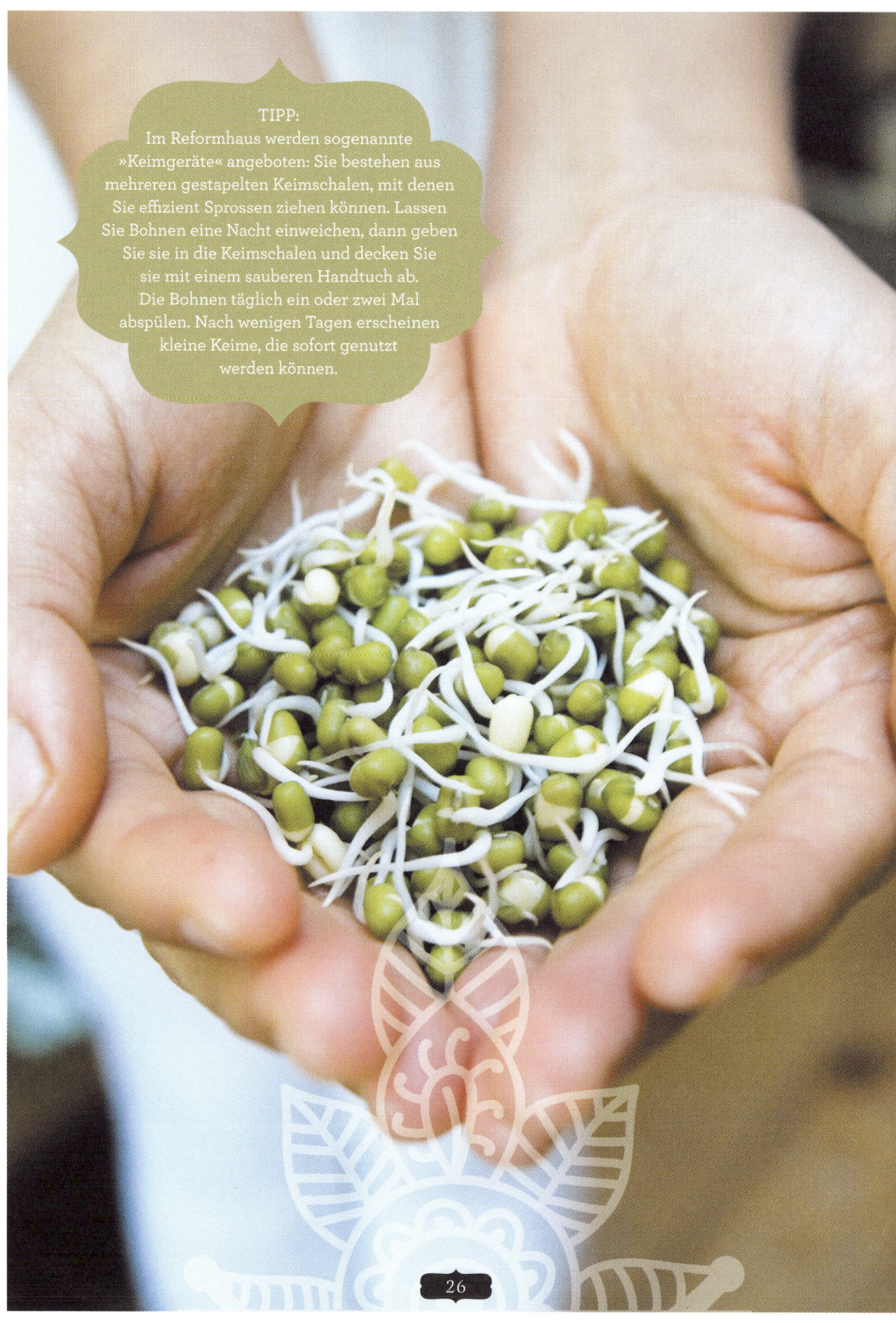

TIPP:
Im Reformhaus werden sogenannte
»Keimgeräte« angeboten: Sie bestehen aus
mehreren gestapelten Keimschalen, mit denen
Sie effizient Sprossen ziehen können. Lassen
Sie Bohnen eine Nacht einweichen, dann geben
Sie sie in die Keimschalen und decken Sie
sie mit einem sauberen Handtuch ab.
Die Bohnen täglich ein oder zwei Mal
abspülen. Nach wenigen Tagen erscheinen
kleine Keime, die sofort genutzt
werden können.

Vegan

Was Sie essen, ist für das Ergebnis der Detox-Kur von grundlegender Bedeutung. Für den Reinigungsprozess ausschlaggebend ist eine vorübergehende (vegane) Diät komplett ohne tierische Produkte. Fleisch und Käse sind säurebildend und zählen zu den belastendsten Nahrungsmitteln. Für die Verdauung dieser Produkte benötigt der Körper die meiste Zeit, und sie kostet ihn auch die meiste Energie. Und diese Energie benötigen Sie gerade jetzt am dringendsten, um Abfallstoffe auszuscheiden und zur Ruhe zu kommen. Milchprodukte sind schwer verdaulich, schleim- und säurebildend. Darum werden Ihnen in den Daytox-Rezepten keine tierischen Produkte begegnen. Das einzige tierische Produkt, das hin und wieder zum Einsatz kommt, ist Honig. Honig ist mineralstoffreich und entzündungshemmend. Er ist ein natürliches Süßungsmittel und bietet viele gesundheitliche Vorteile. Nehmen Sie aus Qualitäts- und gesundheitlichen Gründen Honig und Sirup aus biologischer Erzeugung. Wenn Sie lieber auf Honig verzichten, können Sie ihn durch Agavensirup oder Ahornsirup ersetzen.

Don't Panic, It's Organic

Ob ein Produkt basisch oder säurebildend wirkt, wird durch seinen Anbau und die Zubereitung wesentlich mitbestimmt. Alle mit Pestiziden behandelten Produkte, egal wie gesund und frisch sie sind, sind säurebildend. Daher ist es vor allem während einer Detox-Kur wichtig, sich, so gut es geht, mit Produkten aus biologischer Landwirtschaft zu ernähren. Nicht jeder hat die finanziellen Mittel für eine hundertprozentige Ernährung mit Bio-Produkten. Es ist daher gut zu wissen, dass einige Produkte weniger behandelt werden als andere. So können Sie selbst bestimmen, welche Produkte Sie besser bio kaufen und welche auch aus dem normalen Anbau akzeptabel sind. Avocados werden beispielsweise viel weniger behandelt als Salat. Und die Schale von Avocados wird nicht mitgegessen, wodurch ein Teil der Pestizide mit ihr in den Müll wandert. Bei Salat ist es etwas komplizierter ...

Yogische Diät

Möchten Sie die Detox-Diät als (erfahrener) Yoga-Praktizierender ein wenig verfeinern? Dann verzichten Sie auf Knoblauch, Zwiebeln, Lauch und Champignons. Diese Nahrungsmittel fördern mentale Unruhe und erschweren so das Meditieren.

Wasser

Kopfschmerzen? Übelkeit? Muskelschmerzen? Hungrig? Müde? Wasser hilft! Es füllt den Magen, liefert Mineralstoffe, spült den Körper durch, reinigt und sorgt für Energie und einen klaren Kopf. Wer zu wenig trinkt, bei dem sind Kopfschmerzen vorprogrammiert. Während der Detox-Kur trinken Sie täglich insgesamt drei Liter Wasser oder Kräutertee. Achten Sie aber auf die Menge, die Sie trinken. Zu viel ist auch nicht gut!

Sprossen

Keimsprossen oder schlicht Sprossen zählen zur vollwertigsten Nahrung der Welt. Die Zusammensetzung ihrer Inhaltsstoffe ist optimal. Sprossen enthalten eine unglaubliche Menge an Vitaminen und Mineralstoffen sowie ein gutes Verhältnis von Eiweißen, Fetten und Kohlenhydraten. Sprossen können Sie entweder fertig kaufen (wie Gartenkresse, Sojasprossen und Alfalfa) oder selbst züchten.

4 Entspannung

Massage

Eine Massage fühlt sich gut an, entspannt und stimuliert den Kreislauf, wodurch Abfallstoffe viel schneller und einfacher ausgeschieden werden. Während der Detox-Kur absolut zu empfehlen!

Yoga

Ungeachtet der Tatsache, dass Yoga anstrengend sein kann, führt es letztendlich zu Entspannung. Und zwar deshalb, weil es Bewegung und Atmung in Einklang bringt. So entsteht ein Gefühl ruhiger Bewusstheit. Nicht umsonst wird Yoga auch als »Meditation in Bewegung« bezeichnet. Das Daytox-Yoga besteht aus einer aktiven Morgensequenz mit Pranayamas (Atemübungen), Kriyas (Reinigungstechniken) und aktiven Haltungen (Sonnengruß), die den Körper in Schwung bringen. Die Abendsequenz ist ruhig und passiv. Sie bleiben im Schnitt 4 Minuten in jeder Haltung und verwenden zur Unterstützung des Körpers Kissen und Decken. Die Yoga-Sequenzen sind für jeden geeignet. Das heißt, die Übungen können auch ohne bisherige Yoga-Erfahrungen durchgeführt werden.

Sauna

Ein Saunabesuch reinigt nicht nur, er entspannt auch. Schließen Sie die Augen und denken Sie an ein warmes, sonniges Land. Beobachten Sie, wie Ihr Körper reagiert. Beobachten Sie, was mit Ihren Muskeln, Ihrer Atmung und Ihren Gedanken geschieht. Mit hoher Wahrscheinlichkeit atmen Sie lang aus, Ihre Muskeln werden weich, die Schultern sacken nach unten, und Sie beginnen zu lächeln. Sie entspannen.

Minzöl

Leiden Sie während der Detox-Kur unter Kopfschmerzen oder Übelkeit? Es besteht kein Grund, sich weiter damit herumzuschlagen! Wenn Sie sich mit ein paar Tropfen Minzöl die Schläfen massieren oder das Öl unter die Nase halten, verschwinden Kopfschmerzen oft ganz schnell. Minzöl bekämpft außerdem Übelkeit und entspannt.

Medien-Detox

Tagtäglich werden wir mit Fernsehbildern, Zeitungsfotos und News in Zeitschriften und im Internet bombardiert. Und all diese Bilder, die wir sehen, machen uns meist nicht gerade happy. Wir sind visuell eingestellt, was heißt, dass Bilder für uns eine bedeutende Rolle spielen. Deshalb kommen sie oft hart bei uns an. Beginnen wir unseren Tag mit Nachrichten über Krieg und Unglücke, überladen wir unser System buchstäblich mit schwerverdaulichen Botschaften. Eine Detox-Kur ist der perfekte Moment, um die Menge an Reizen, die uns über die Medien erreichen, radikal zu reduzieren. Stehen Sie in Ruhe auf anstatt mit dem grellen Piepen des Weckers. Hören Sie Gute-Laune-Musik statt Ankündigungen einer politischen Krise. Checken Sie nicht mehr 50 Mal am Tag Ihr Handy oder Ihren Facebookaccount, sondern nehmen Sie sich die Zeit, das eine Buch zu lesen, das schon so lange auf Ihrem Wunschzettel steht, oder einen tollen Feel-Good-Film zu schauen.

TIPP:
Mit etwas Minzöl
im Badewasser können
Sie mal so richtig
abschalten.

Einkaufsliste

Kräuter und Gewürze

frische Minze * Zimt * frischer Koriander * schwarzer Sesam * Kümmelsamen * Senfkörner * Ajowanfrüchte * Garam masala * Lorbeer * Koriandersamen * frischer Ingwer * Kurkuma * ungesalzene Brühe * Asant * frische Petersilie * schwarzer Pfeffer * Knoblauch * Kombu * Cayennepfeffer * Löwenzahn * Kardamom * pikantes Paprikapulver * Sweet Chai-Tee * Kümmelpulver * Currypulver * Goldrutentee * Vanilleschote * Dill * Chilipulver * frischer Salbei * schwarze Pfefferkörner * frischer Basilikum * Brennnesseltee * Jasmintee * Ingwerpulver * Muskatnuss

Supplemente

Solgar Vegetarian Digestive Enzymes * Probiotika * Mariendistel-Kapseln * Aloe-Vera-Kapseln * Spirulina-Pulver * Lungenkraut-Tinktur * Weizenkeimöl-Kapseln

Obst

Orangen * Limetten * Bananen * Zitronen * Avocados * Äpfel * Kokoswasser * Kokosmilch * Trockenpflaumen * Rosinen * Waldfrüchte * Erdbeeren * Cranberrysaft * Ananas * Ananassaft * Datteln * Pfirsiche * Mangos

Getreide

Couscous * Vollkorn-Basmatireis * Reispapier * Haferflocken * Hafermehl * Roggenbrot * Quinoa * Buchweizen * ungesalzene Reiswaffeln

Getreidemilch

Mandelmilch * Reismilch * Sojamilch

Geschmacksverstärker

Meerrettichpaste * Tamari * passierte Tomaten * Honig * Agavensirup * Hefeflocken * Balsamico-Essig

Hülsenfrüchte

Tofu * Mungbohnen * grüne Erbsen * Kichererbsen * Adzukibohnen

Gemüse

Zucchini * Kürbise * Karotten * Frühlingszwiebeln * Sojasprossen * Fenchel * Süßkartoffeln * Weizenkeime * Zwiebeln * Chicorée * Rosenkohl * Brokkoli * Kartoffeln * Brokkolisprossen * Alfalfa * Knollensellerie * Champignons * Auberginen * Blumenkohl * Rüben * Eisbergsalat * Gurke * Spinat * rote Paprika * Tomaten * Feldsalat * rote Zwiebeln

Öl

Sesamöl * Sonnenblumenöl * Olivenöl * Weizenkeimöl

Nüsse

Kürbiskerne * Walnusskerne * Leinsamen * Mandelpaste * Tahina

Hilfsmittel

Es ist immer praktisch, einen Entsafter und einen Stabmixer oder Mixer im Haus zu haben. Diese Geräte kommen in zahlreichen Rezepten zum Einsatz und bereiten viel Freude. Wenn Ihnen die Anschaffung der Geräte zu teuer ist, können Sie sie natürlich auch ausleihen. Beim Yin Yoga (Abendsequenz) empfiehlt es sich, genügend Kissen und Decken bereitzuhalten.

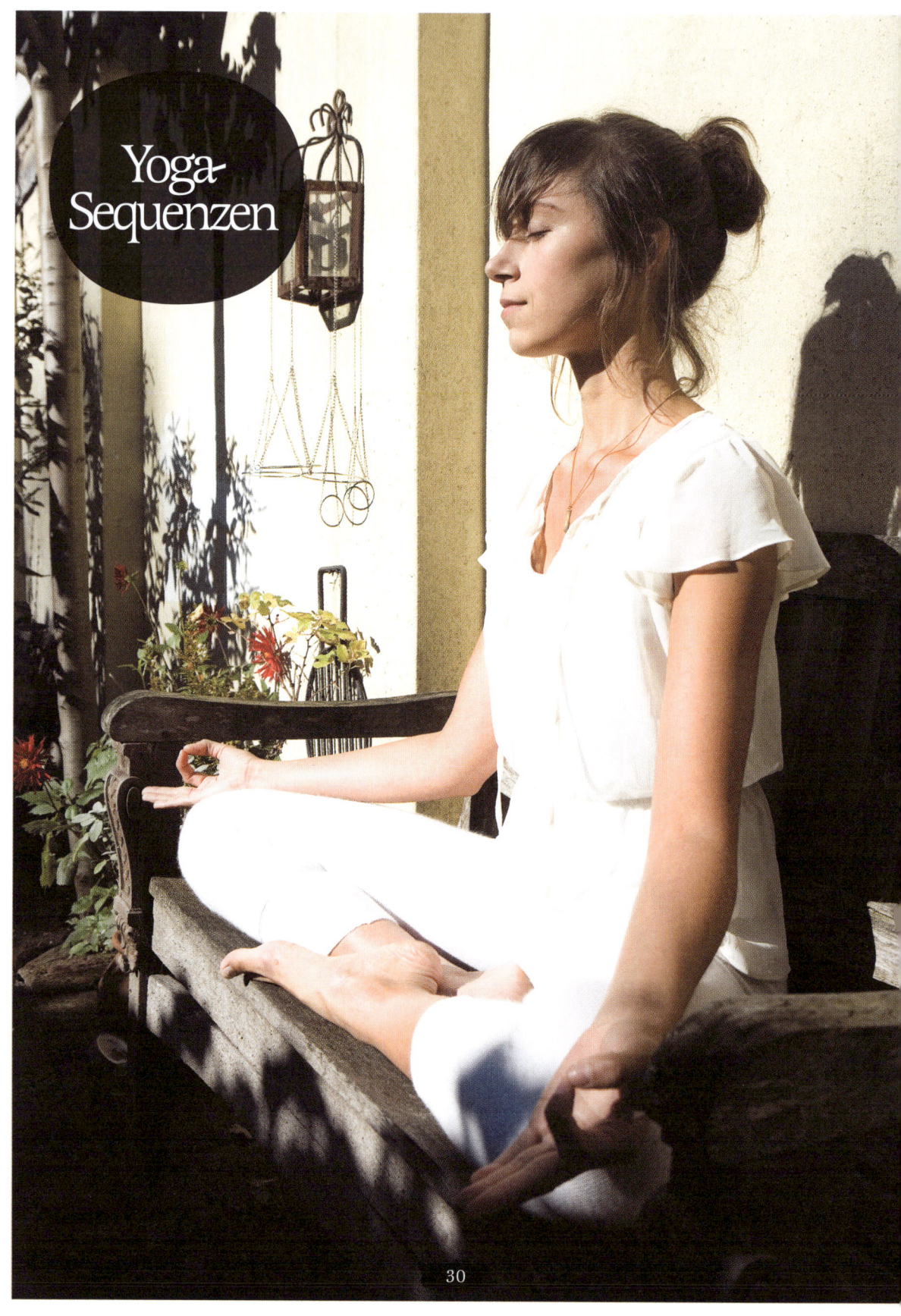

Yoga-Sequenzen

Yang Yoga (morgens)

YANG steht für Aktivität, Kraft und Wärme. Diese Übungen sind stärker und dynamischer als die der YIN-Sequenz, die Sie abends durchführen (siehe S. 41). Morgens führen Sie die Übungen als fließende Bewegung aus, wobei Sie generell nur einen bis fünf Atemzüge in einer Haltung verweilen. So entsteht ein rhythmischer Flow, bei dem Atmung und Bewegung in Einklang kommen. Versuchen Sie, sich auf Ihre Atmung zu konzentrieren. Wenn Sie das Gefühl haben, die Luft anzuhalten oder wenn Ihre Atmung flacher wird, legen Sie eine kurze Pause in der Balasana-Haltung ein (siehe S. 43) und fahren Sie fort, wenn Ihre Atmung wieder tief und regelmäßig ist. Lassen Sie die Übungen von Ihrer Atmung bestimmen.

Vorbereitung

Sitzen Sie bequem, legen Sie die Handgelenke auf die Knie und schließen Sie kurz die Augen, um Ihre Aufmerksamkeit nach innen zu richten. Atmen Sie ein paar Mal tief ein und aus. Legen Sie die Handflächen vor der Brust aneinander und äußern Sie eine Absicht oder einen Wunsch für die heutigen Übungen.

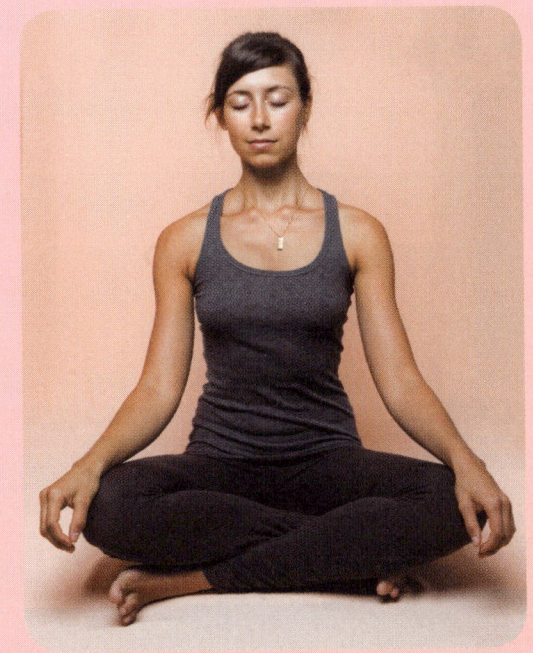

SITZEN

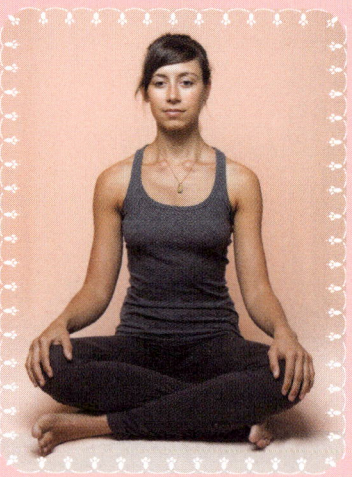

STIRRING THE POT 1

TIPP:
Bringen Sie Ihre Atmung
mit der Bewegung
in Einklang: ausatmend
nach unten, einatmend
nach oben.

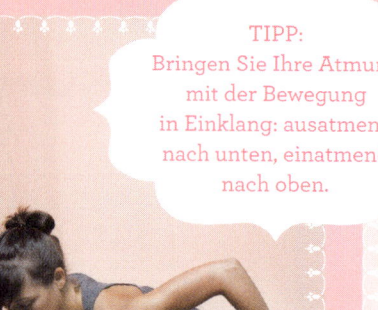

STIRRING THE POT 2

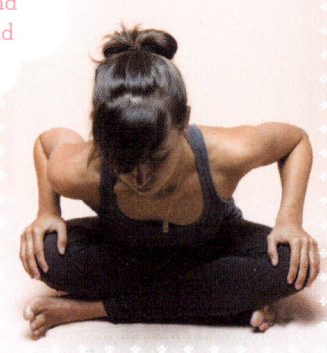

STIRRING THE POT 3

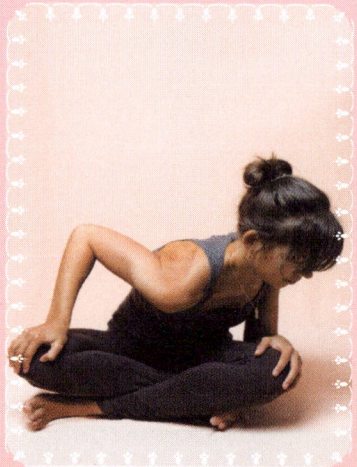

STIRRING THE POT 4

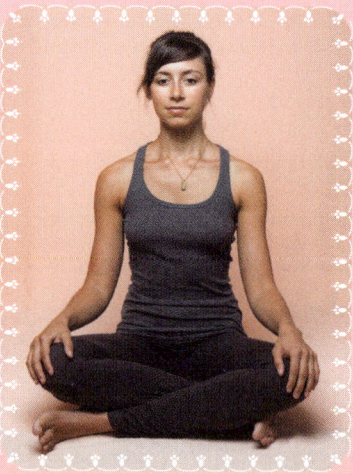

STIRRING THE POT 5

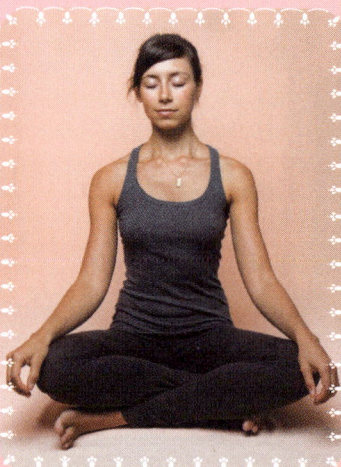

PRANAYAMA MIT KUMBHAKA

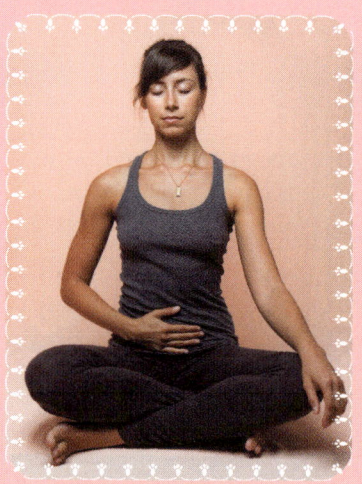

KAPALABHATI PRANAYAMA

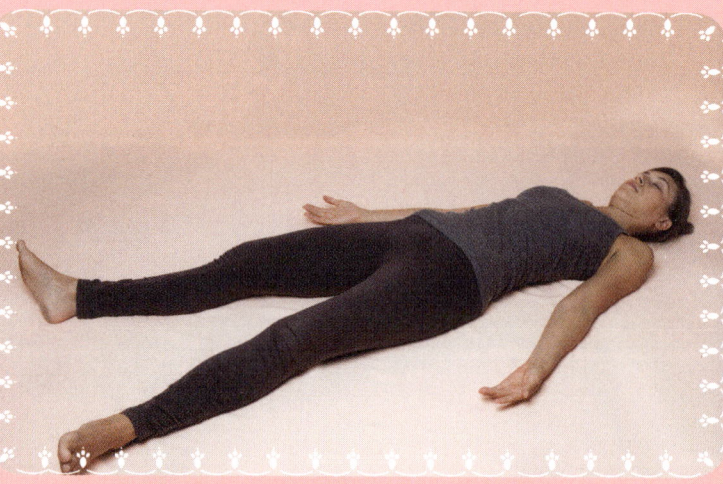

SAVASANA

Stirring the pot

Sitzen Sie bequem. Drehen Sie jetzt Ihren Oberkörper in einer kreisenden Bewegung nach rechts unten. Dabei bringen Sie die linke Schulter ans rechte Knie, führen Sie den Kreis weiter bis zur Mitte und dann weiter, sodass die rechte Schulter zum linken Knie weist. Richten Sie sich auf. Wiederholen Sie diese rotierende Bewegung. Steigern Sie einige Runden lang das Tempo. Dann wieder langsamer werden und in der Mitte enden. Atmen Sie kurz mit geschlossen Augen tief ein und aus und werden Sie sich dabei aller Empfindungen in Ihrem Körper bewusst. Wechseln Sie die Richtung. Üben Sie jede Richtung etwa eine Minute.

Pranayama mit Kumbhaka (Atemübung mit Luftanhalten)

Führen Sie diese Atemübung nicht aus, wenn Sie unter Bluthochdruck, Herzproblemen oder starker Menstruation leiden oder wenn Sie kürzlich operiert wurden. Atmen Sie vier Schläge ein, dann drei Schläge den Atem anhalten, vier Schläge ausatmen, drei Schläge den Atem anhalten. Das Ganze etwa 20 Mal wiederholen. Danach wieder im eigenen Rhythmus tief ein- und ausatmen. Wenn diese Atemweise für Sie zu lang ist, beginnen Sie zunächst damit, drei Schläge ein- und auszuatmen und halten Sie den Atem für zwei Schläge an.

Kapalabhati Pranayama (Atemübung zum Freimachen der Atemwege)

Führen Sie diese Atemübung nicht aus, wenn Sie unter Bluthochdruck leiden, schwanger sind, ihre Monatsblutung haben, kürzlich operiert wurden, an einer Entzündung der Atemwege oder einem Lungenemphysem leiden.

Sitzen Sie bequem. Legen Sie eine Hand auf den Bauch, die andere liegt locker auf dem Oberschenkel. Atmen Sie tief und lang aus, dann dreiviertel so lange ein. Beginnen Sie damit, Luft durch die Nase nach außen zu drücken (schnauben). Ziehen Sie dabei den Bauch zurück, sodass die Luft mit Druck durch die Nase herausgetrieben wird. Holen Sie jetzt wieder Luft, indem Sie Ihren Bauch ausweiten. Das Einatmen geschieht so ganz von selbst. Der Fokus dieser Übung liegt auf dem Ausatmen. Wiederholen Sie diese Übung 10 Mal. Atmen Sie dann wieder tief ein und aus und beginnen Sie wieder von vorn: erst tief ein- und ausatmen, dann dreiviertel so lang einatmen. Wiederholen Sie das nochmals 15 Mal. Anschließend wieder tief ein- und ausatmen. Jetzt steigern Sie die Atmung erneut, indem Sie die Übung mit 20 Wiederholungen beginnen. Atmen Sie zum Schluss gleichmäßig ein paar Mal tief ein und lang aus.

Savasana

Legen Sie sich mit geschlossenen Augen auf den Rücken. Die Beine sind etwa hüftbreit ausgestreckt. Die Fersen liegen locker, lassen Sie die Zehen entspannt nach außen fallen. Die Arme liegen mit leichtem Abstand entlang des Körpers und mit den Handflächen nach oben. Kinn und Stirn sind auf gleicher Höhe. Der Nacken ist lang. Entspannen Sie alle Muskeln im Körper. Entspannen Sie Gedanken und Gesicht. Zwei Minuten so bleiben. Kommen Sie aus Savasana, indem Sie die Atmung vertiefen, Finger und Zehen bewegen, die Knie zur Brust ziehen und sich auf die rechte Seite rollen. Von dort in den Schneidersitz gehen. Halten Sie Ihre Augen noch kurz geschlossen und atmen Sie mehrmals tief ein und aus. Öffnen Sie langsam Ihre Augen und machen Sie sich für den dynamischen Teil der Yoga-Sequenz bereit.

> TIPP:
> Wenn Sie es nicht schaffen 15 oder 20 Mal auszuatmen, beginnen Sie mit einer Wiederholung von 5 Mal. Versuchen Sie danach 10 Wiederholungen und enden Sie mit 15 Atemzügen. So steigern Sie sich langsam. Halten Sie Taschentücher bereit: Es kann sich Schleim lösen.

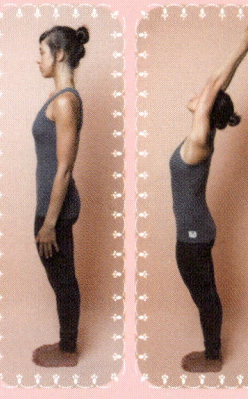

1 TADASANA

2

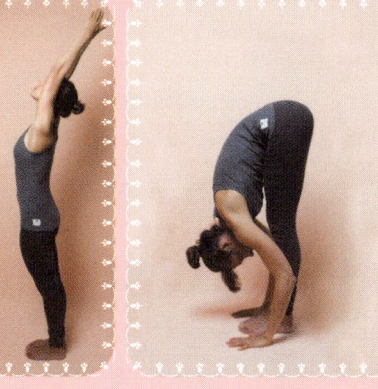

3

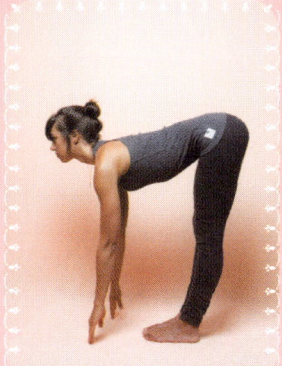

4

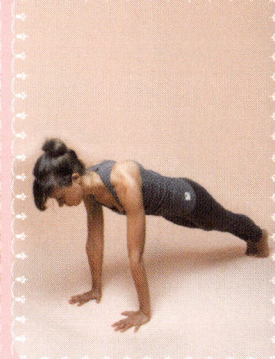

5 BRETT

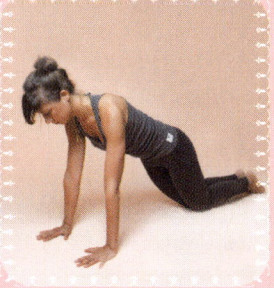

OPTION 1 **6a**

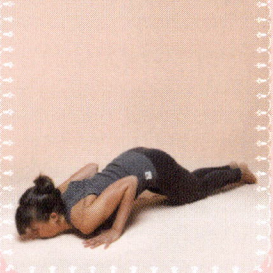

6b ASHTANGA ASANA

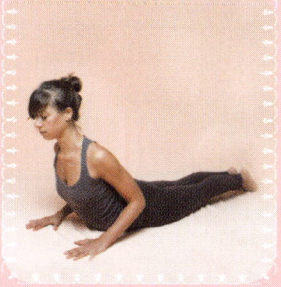

7 KOBRA

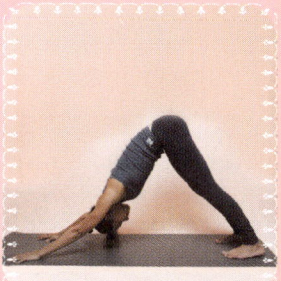

8 HERABSCHAUENDER HUND

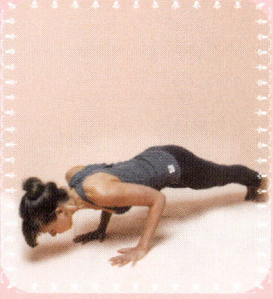

OPTION 2 **6** CHATURANGA

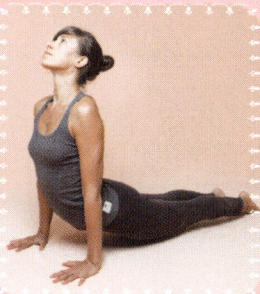

7 AUFSCHAUENDER HUND

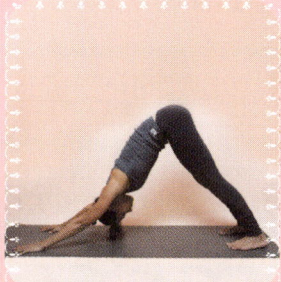

8 HERABSCHAUENDER HUND

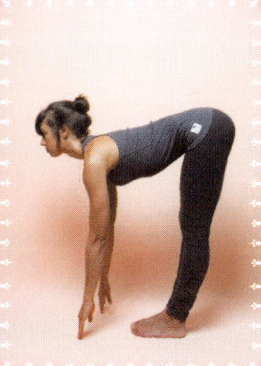

9

10 UTTANASANA

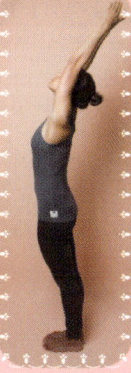

11

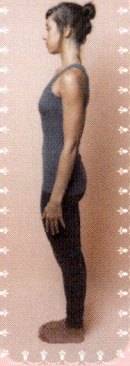

12 TADASANA

Der Sonnengruß kennt zwei unterschiedliche Optionen. Für welche Sie sich entscheiden, hängt von Ihrer Erfahrung und Ihrem Körperbau ab. Option 1 ist einfacher und eignet sich besser für Anfänger. Option 2 ist etwas schwieriger und eignet sich daher für erfahrenere Yoga-Praktizierende.

Sonnengruß A

1 Stehen Sie stabil. Die großen Zehen berühren einander, die Fersen stehen leicht auseinander. Die Arme liegen entlang des Körpers, gespannt, mit den Handflächen zum Oberschenkel. Die Beine sind angespannt und die Kniescheiben nach oben gezogen. Das Kinn ist horizontal, der Scheitel strebt nach oben: Tadasana. **2** Atmen Sie tief ein und strecken Sie die Arme über die Seite nach oben. **3** Ausatmend nehmen Sie die Arme nach unten und beugen sich nach vorn. **4** Einatmend richten Sie sich halb auf, die Arme zeigen locker nach unten, wenn möglich, berühren die Fingerspitzen den Boden. **5** Atmen Sie aus und nehmen Sie die Bretthaltung ein.

OPTION 1 6a Beugen Sie nun die Knie. **6b** Kommen Sie mit den Schultern und dem Kinn auf die Matte. Der Bauch ist eingezogen und in einem Bogen über dem Boden. Die Ellenbogen sind nach hinten gebeugt, das Herz liegt so zwischen den Händen: Ashtanga Asana. **7** Legen Sie sich nun flach auf den Boden, die Hände dicht am Körper, die Beine sind geschlossen. Stellen Sie die Hände mit den Handflächen nach unten unter Ihre Schulter. Heben Sie jetzt ganz langsam den Kopf, schauen Sie an die Decke und heben Sie mit dem Einatmen den Oberkörper, soweit Sie können, nach vorn und nach oben. Die Hüfte bleibt dabei am Boden, die Füße sind gestreckt: Kobra. Verharren Sie so lange, bis es unbequem wird (5–30 Sekunden), und kommen Sie dann ganz langsam aus der Kobra und rollen Sie sich dazu Wirbel für Wirbel zurück flach auf den Bauch. Wiederholen Sie die Übung 2 Mal und atmen Sie dabei langsam ein und aus. **8** Atmen Sie aus, drücken Sie Ihren Körper nach hinten, die Hüften Richtung Fersen und dann nach oben. Die Hände schulterbreit, die Füße hüftbreit auseinander und die Finger weit gespreizt: Herabschauender Hund. Fünf Atemzüge so bleiben (Ein- und Ausatmung). Am Ende des letzten Ausatmens die Knie beugen, einen Schritt nach vorn machen, die Füße nebeneinanderstellen.

OPTION 2 6 Chaturanga: Kommen Sie wie ein Brett nach unten auf den Boden, die Ellenbogen liegen an den Rippen, nicht weiter als bis zum Ellenbogengelenk. **7** Legen Sie sich nun flach auf den Boden. Stellen Sie die Hände schulterbreit neben dem Körper ab und drücken Sie sich aus den Armen heraus nach oben. Der Oberkörper ist dabei aufgerichtet, der Blick geht zur Decke: Aufschauender Hund. **8** Atmen Sie aus, drücken Sie Ihren Körper nach hinten, die Hüften Richtung Fersen und dann nach oben. Die Hände schulterbreit, die Füße hüftbreit auseinander und die Finger weit gespreizt: Herabschauender Hund. Fünf Atemzüge so bleiben (Ein- und Ausatmung). Am Ende des letzten Ausatmens die Knie beugen, einen Schritt nach vorn machen, die Füße nebeneinanderstellen. **9** Einatmen und halb aufrichten, Rücken gestreckt, die Fingerspitzen berühren den Boden. **10** Ausatmen, vornüberbeugen: Uttanasana. **11** Einatmen und aufrichten, die Arme über die Seite nach oben strecken. **12** Ausatmen, Arme am Körper: Tadasana (aufrechter Stand, die Berghaltung):

Wiederholen Sie den Sonnengruß A 5 Mal.

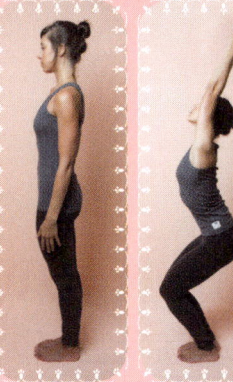 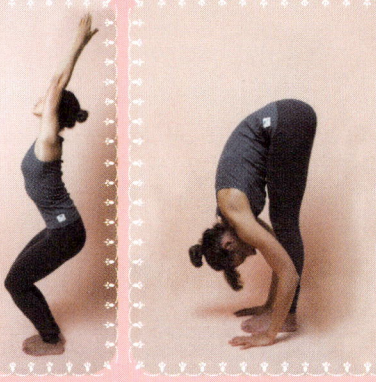 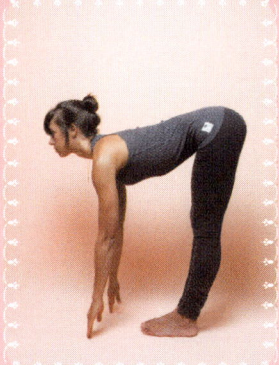 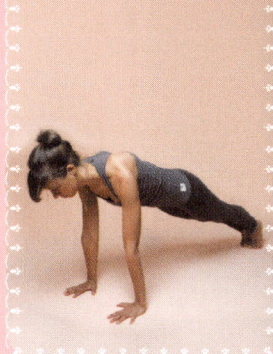 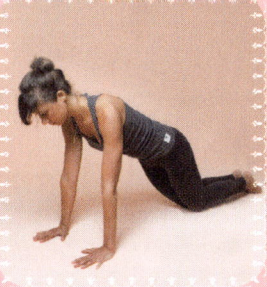

1 TADASANA   **2**   **3**   **4**   **5** BRETT

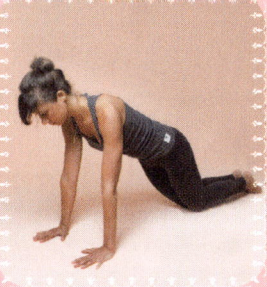 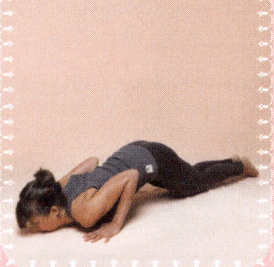 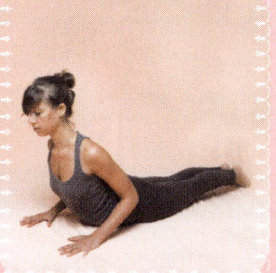 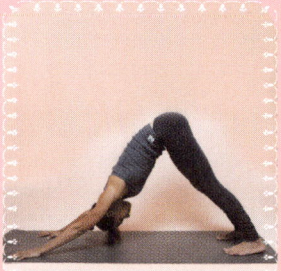

OPTION 1 **6a**   **6b** ASHTANGA ASANA   **7** KOBRA   **8** HERABSCHAUENDER HUND

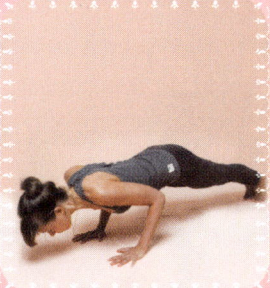 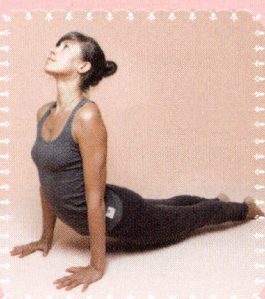 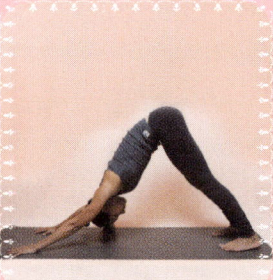

OPTION 2 **6** CHATURANGA   **7** AUFSCHAUENDER HUND   **8** HERABSCHAUENDER HUND

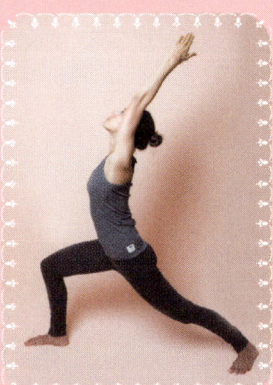 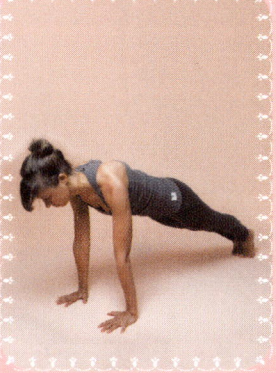

9 KRIEGER 1, RECHTS   **10** BRETT

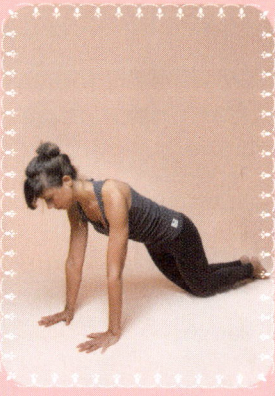

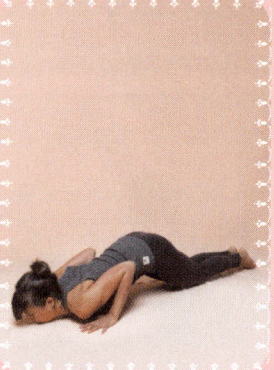

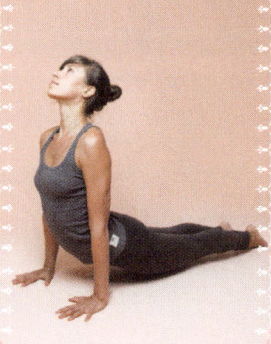

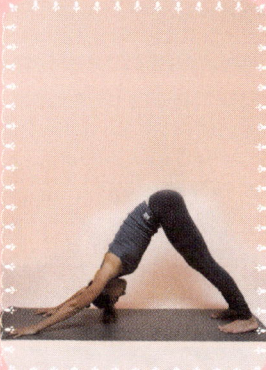

OPTION 1 **11a**

11b ASHTANGA ASANA

12 AUFSCHAUENDER HUND

13 HERABSCHAUENDER HUND

Sonnengruß B

1 Stehen Sie stabil. Die großen Zehen berühren einander, die Fersen stehen leicht auseinander. Die Arme entlang des Körpers, gespannt, mit den Handflächen zum Oberschenkel. Die Beine sind angespannt und die Kniescheiben nach oben gezogen. Das Kinn ist horizontal, der Scheitel strebt nach oben: Tadasana. **2** Einatmen und die Arme über die Seite nach oben strecken. **3** Ausatmen, die Arme nach unten nehmen und vornüberbeugen. **4** Einatmen und halb aufrichten. **5** Ausatmen und die Bretthaltung einnehmen.

OPTION 1 **6a** Die Knie beugen. **6b** Die Ellenbogen nach hinten beugen, das Herz zwischen den Händen: Ashtanga Asana. **7** Einatmen, Brust nach vorn und nach oben bewegen, Hüften am Boden und Füße gestreckt: Kobra. **8** Ausatmen, den Körper nach hinten drücken, die Hüften Richtung Fersen und dann nach oben: Herabschauender Hund.

OPTION 2 **6** Kommen Sie wie ein Brett nach unten, die Ellenbogen an den Rippen, nicht weiter als bis zum Ellenbogengelenk: Chaturanga. **7** Einatmen, die Hüften nach vorn und das Herz nach oben: Aufschauender Hund. **8** Ausatmen, die Hüften nach hinten und nach oben: Herabschauender Hund. **9** Treten Sie mit dem rechten Fuß einen Schritt nach vorn, das rechte Knie beugen, den linken Fuß in einem Winkel von 45 Grad abstellen. Das hintere Bein ist aktiv gestreckt. Einatmen, die Arme strecken sich entlang der Ohren nach oben mit den Handflächen zueinander: Krieger 1, rechts. **10** Ausatmen, die Hände zu beiden Seiten des vorderen Fußes platzieren und die Bretthaltung einnehmen.

OPTION 1 **11a** Die Knie beugen. **11b** Die Ellenbogen nach hinten beugen, das Herz zwischen den Händen: Ashtanga Asana. **12** Einatmen, die Brust nach vorn und nach oben bewegen, Hüften am Boden und Füße gestreckt: Aufschauender Hund. **13** Ausatmen, den Körper nach hinten drücken, die Hüften Richtung Fersen und dann nach oben: Herabschauender Hund.

Die Übung wird auf Seite 39 fortgesetzt.

TIPP:
Für erfahrene Yogis und Yoginis, die ihre eigenen Übungen durchführen, gilt: Beachten Sie, dass Ihr Energielevel während der Detox-Kur anders ist; achten Sie auf die Signale Ihres Körpers und passen Sie Ihr Programm gegebenenfalls an.

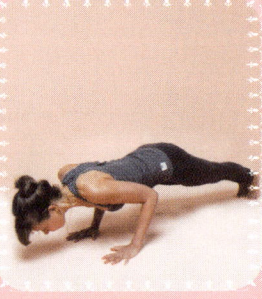

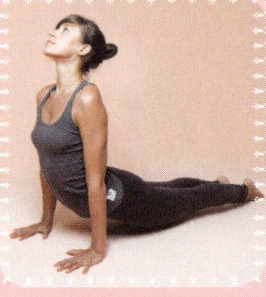

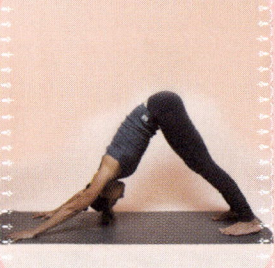

OPTION 2 **11** CHATURANGA   **12** AUFSCHAUENDER HUND   **13** HERABSCHAUENDER HUND

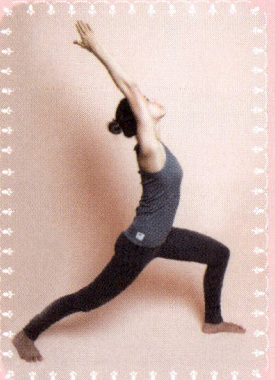

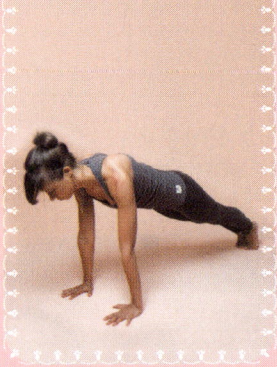

14 KRIEGER 1, LINKS   **15** BRETT

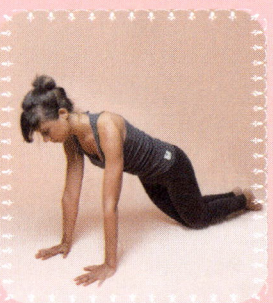

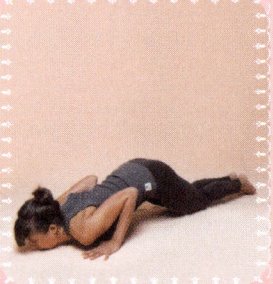

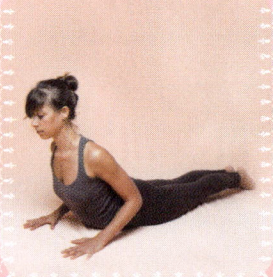

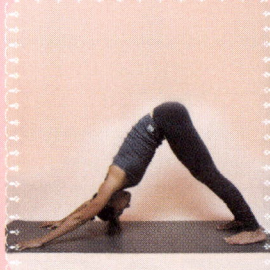

OPTION 1 **16a**   **16b** ASHTANGA ASANA   **17** KOBRA   **18** HERABSCHAUENDER HUND

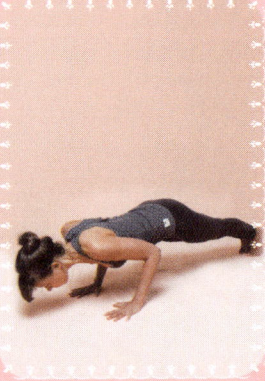

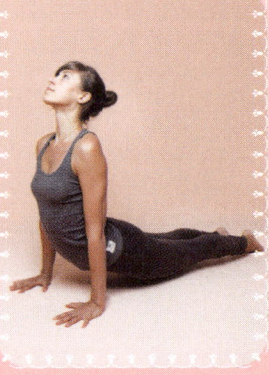

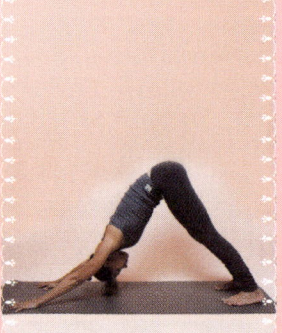

OPTION 2 **16** CHATURANGA   **17** AUFSCHAUENDER HUND   **18** HERABSCHAUENDER HUND

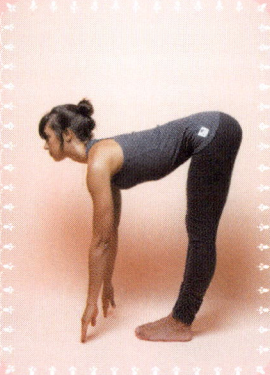
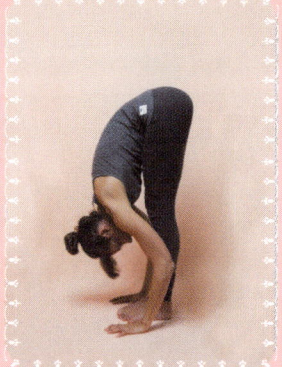
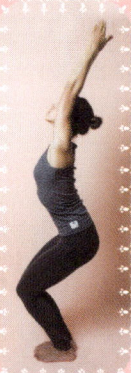
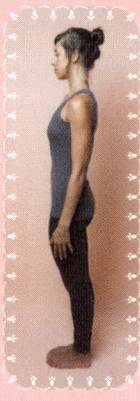

19   **20** UTTANASANA   **21**   **22** TADASANA

OPTION 2 11 Kommen Sie wie ein Brett nach unten, die Ellenbogen an den Rippen, nicht weiter als bis zum Ellenbogengelenk: Chaturanga. **12** Einatmen, die Hüften nach vorn bewegen und das Herz nach oben: Aufschauender Hund. **13** Ausatmen, die Hüften Richtung Fersen und nach oben: Herabschauender Hund. **14** Treten Sie mit dem linken Fuß einen Schritt nach vorn, das linke Knie beugen, den rechten Fuß in einem Winkel von 45 Grad abstellen. Das hintere Bein ist aktiv gestreckt. Einatmen, die Arme strecken sich entlang der Ohren nach oben mit den Handflächen zueinander: Krieger 1, links. **15** Ausatmen, die Hände zu beiden Seiten des vorderen Fußes platzieren und die Bretthaltung einnehmen.

OPTION 1 16a Die Knie beugen. **16b** Die Ellenbogen nach hinten beugen, das Herz zwischen den Händen: Ashtanga Asana. **17** Einatmen, die Brust nach vorn und nach oben bewegen, Hüften am Boden und Füße gestreckt: Kobra. **18** Ausatmen, den Körper nach hinten drücken, die Hüften Richtung Fersen und dann nach oben: Herabschauender Hund. Fünf Atemzüge so bleiben.

OPTION 2 16 Kommen Sie wie ein Brett nach unten, die Ellenbogen an den Rippen, nicht weiter als bis zum Ellenbogengelenk: Chaturanga. **17** Einatmen, die Hüften nach vorn bewegen und das Herz nach oben: Aufschauender Hund. **18** Ausatmen, die Hüften Richtung Fersen und nach oben: Herabschauender Hund. Fünf Atemzüge so bleiben. Am Ende des letzten Ausatmens die Knie beugen, einen Schritt nach vorn machen, die Füße nebeneinanderstellen. **19** Einatmen und halb aufrichten, Rücken gestreckt, die Fingerspitzen berühren den Boden. **20** Ausatmen, vornüberbeugen: Uttanasana. **21** Die Knie beugen, einatmen und aufrichten, die Arme über die Seite nach oben strecken. **22** Ausatmen, Arme am Körper: Tadasana.

Wiederholen Sie Sonnengruß B 5 Mal.

Langsam abrollen, erst den Kopf, dann den oberen und mittleren Rücken, bis Sie vornübergebeugt und entspannt mit den Armen nach unten hängen. Die Knie beugen und hinsetzen.

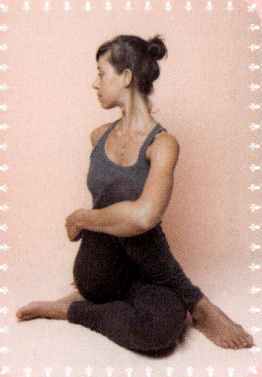

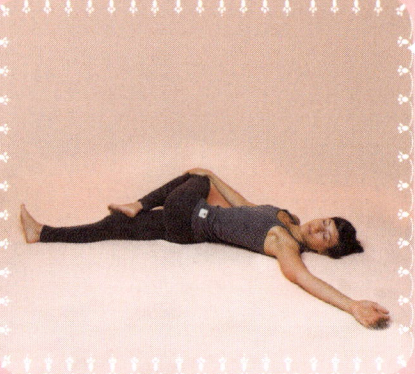

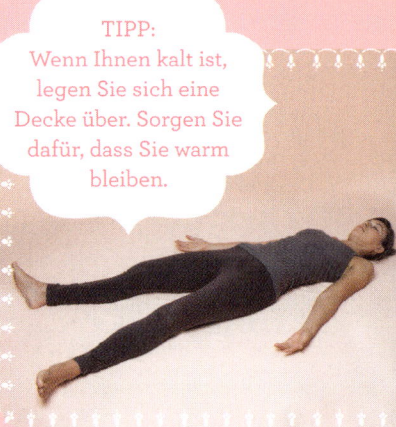

TIPP:
Wenn Ihnen kalt ist, legen Sie sich eine Decke über. Sorgen Sie dafür, dass Sie warm bleiben.

SITZENDER TWIST

LIEGENDER TWIST

SAVASANA

Sitzender Twist

Das linke Knie beugen und die linke Ferse neben der rechten Hüfte platzieren. Rechter Fuß über das linke Knie. Das rechte Knie zeigt nach oben. Die rechte Hand berührt hinter dem Körper den Boden. Legen Sie den linken Ellenbogen um das rechte Knie und drehen Sie sich nach rechts. Blick über die rechte Schulter. Einatmen, der Scheitel strebt nach oben. Ausatmen, fühlen Sie Ihre Sitzknochen fest auf dem Boden und drehen Sie sich in der Haltung etwas weiter. Das Ganze wiederholen. Mindestens fünf Atemzüge so bleiben. Einatmen, Blick nach vorn. Ausatmen und aus der Haltung lösen.

Das rechte Knie beugen und die rechte Ferse neben der linken Hüfte platzieren. Linker Fuß über das rechte Knie. Das linke Knie zeigt nach oben. Die linke Hand berührt hinter dem Körper den Boden. Legen Sie den rechten Ellenbogen um das linke Knie und drehen Sie sich nach links. Blick über die linke Schulter. Einatmen, der Scheitel strebt nach oben. Ausatmen, fühlen Sie die Sitz-knochen fest am Boden und drehen Sie sich in der Haltung etwas weiter. Das Ganze wiederholen. Mindestens fünf Atemzüge so bleiben. Einatmen, Blick nach vorn. Ausatmen und aus der Haltung lösen. Legen Sie sich ausgestreckt hin.

Liegender Twist

Das linke Knie zur rechten Schulter beugen. Das rechte Bein liegt gestreckt am Boden. Die linke Fußsohle auf den rechten Oberschenkel stellen und das gebeugte linke Knie nach rechts bringen. Die Arme sind auf Schulterhöhe weit ausgebreitet, Blick nach links. In dieser Haltung tief ein- und ausatmen. Mindestens ein bis zwei Minuten so bleiben. Aus der Haltung lösen, indem Sie das linke Knie aufstellen und das linke Bein ausstrecken. Wechseln Sie die Seite. Das rechte Knie zur linken Schulter beugen. Das linke Bein liegt gestreckt am Boden. Die rechte Fußsohle auf den linken Oberschenkel stellen und das gebeugte rechte Knie nach links bringen. Die Arme sind auf Schulterhöhe weit ausgebreitet, Blick nach rechts. In dieser Haltung tief ein- und ausatmen. Mindestens ein bis zwei Minuten so bleiben. Aus der Haltung lösen, indem Sie das rechte Knie aufstellen und das rechte Bein ausstrecken.

Savasana

Legen Sie sich mit geschlossenen Augen auf den Rücken. Beide Beine sind gestreckt. Die Fersen stehen hüftbreit auseinander, lassen Sie die Zehen entspannt nach außen fallen. Die Arme liegen mit leichtem Abstand entlang des Körpers, mit den Handflächen nach oben. Kinn und Stirn sind auf gleicher Höhe. Der Nacken ist lang. Entspannen Sie alle Muskeln im Körper. Entspannen Sie Gedanken und Gesicht. Fünf Minuten so bleiben.

Kommen Sie aus Savasana, indem Sie die Atmung vertiefen, Finger und Zehen bewegen, die Knie zur Brust ziehen und sich auf die rechte Seite rollen. Von dort in den Schneidersitz gehen. Die Augen noch kurz geschlossen halten und mehrmals tief ein- und ausatmen. Dann die Augen langsam öffnen.

Yin Yoga (abends)

YIN steht für Weichheit, Loslassen, Empfänglichkeit, Ruhe und Stille. Versuchen Sie, diese Qualitäten in Ihr Yin-Übungsprogramm zu integrieren. Machen Sie Ihre Muskeln in jeder Haltung weich und entspannt. Atmen Sie regelmäßig und tief an die Stellen, wo Sie Widerstand, Spannung oder Härte spüren. Unterstützen Sie Ihren Körper, so gut es geht, mit Kissen, Decken und Rollen. Machen Sie es sich bequem. Das Ziel soll sein, Ihre Muskeln zu entspannen, um danach mit dem Tiefengewebe des Körpers zu arbeiten: den Gelenken. Bei dieser Yoga-Form ist es egal, wie die Pose aussieht. Es geht darum, wie es sich anfühlt.

Einige Haltungen können in zwei unterschiedlichen Optionen geübt werden. Für welche Sie sich entscheiden, hängt von Ihrer Erfahrung und Ihrem Körperbau ab. Option 1 ist im Allgemeinen einfacher und eignet sich besser für Anfänger. Option 2 ist etwas schwieriger und eignet sich daher für erfahrenere Yogis. Achten Sie während der Yin-Übungen immer darauf, dass Sie in der Haltung entspannen können.

TIPP:
Am besten verwenden Sie die Stoppuhr Ihres Handys, damit Sie nicht länger oder kürzer als vorgegeben in der Haltung bleiben.

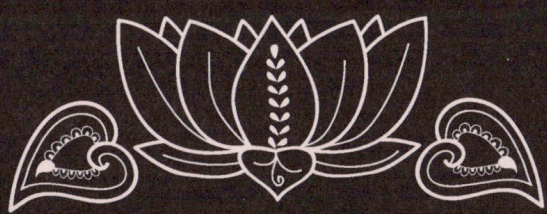

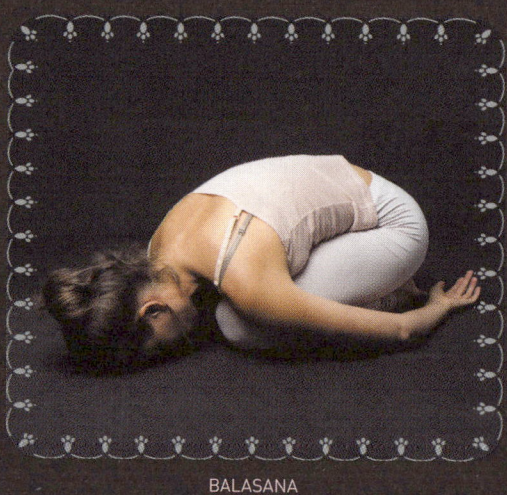

BALASANA

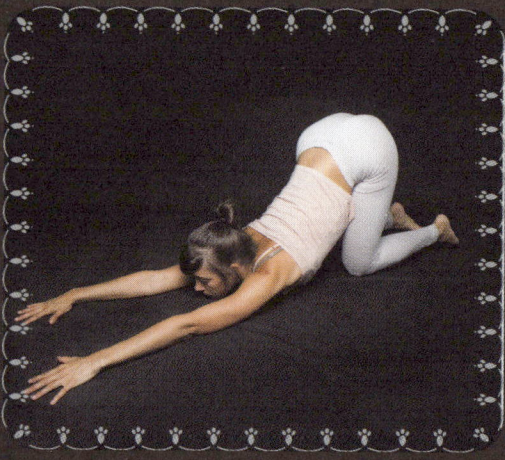

ANAHATASANA

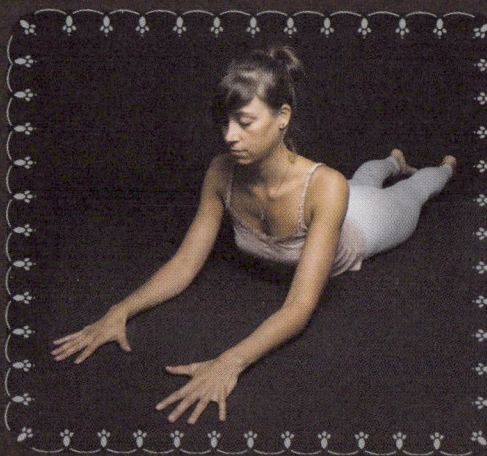

SPHINX

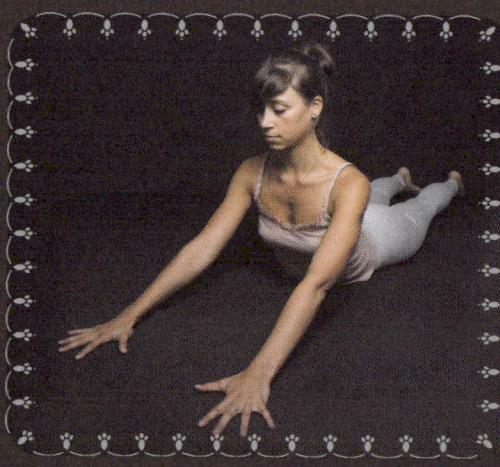

SEEHUND

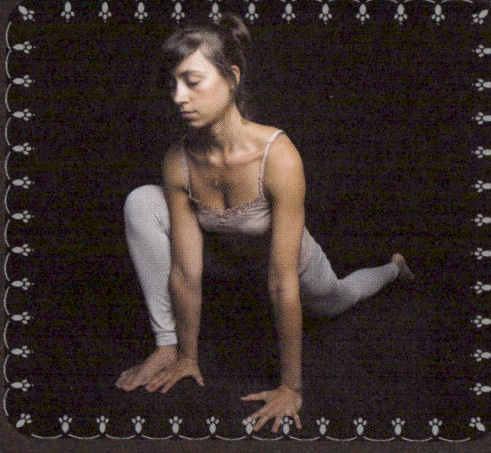

DRACHE, RECHTS OPTION 1

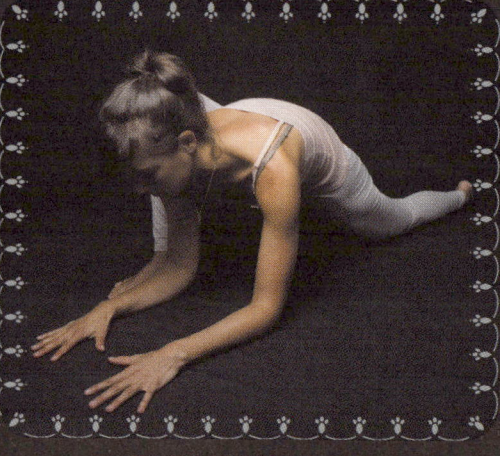

DRACHE, RECHTS OPTION 2

Balasana

Setzen Sie sich auf den Boden, die Knie liegen aneinander und die Hüfte ruht auf den Fersen. Beugen Sie sich vor und legen Sie die Stirn auf die Matte. Die Arme liegen locker neben dem Körper mit den Handflächen nach oben. Tief ein- und aus- atmen. Drei Minuten so bleiben.

Anahatasana

Gehen Sie in den Vierfüßlerstand. Die Hüfte über die Knie bringen und die Arme am Boden nach vorn ausstrecken. Das Kinn be- rührt den Boden. Fühlen Sie die Spannung in Achseln und Brust. Die Hüfte über den Knien halten. Legen Sie für mehr Komfort eine Decke unter die Knie. Vier Minu- ten so bleiben. Aus der Haltung lösen, indem Sie den Po Richtung Fersen bewegen, die Handflächen auf den Boden setzen und zurück in den Vierfüßlerstand gehen.

OPTION 1 Sphinx Legen Sie sich langgestreckt auf den Boden. Bringen Sie die Arme nach vorn und stützen Sie sich auf Ellen- bogen und Unterarme. Hände und Ellenbogen sind schulter- breit auseinander. Die Ellen- bogen nicht direkt unter den Schultern, sondern mehr nach vorn halten. Die Füße sind gestreckt. Beine, Arme und Schultern sind entspannt. Auch den Po entspannen. Die Augen schließen und vier Minuten so bleiben.

OPTION 2 Seehund Aus der Sphinx kommend, die Arme etwas weiter auseinandersetzen, die Handflächen sind dabei leicht nach außen gedreht. Dabei die Ellenbogen vom Boden lösen. Po und Schultern entspannen. Vier Minuten so bleiben.

Drache, rechts

OPTION 1 Gehen Sie in den Vier- füßlerstand. Bringen Sie das rechte Bein nach vorn, mit der Fußsohle stehen Sie platt auf dem Boden, das rechte Knie ist gebeugt und über dem rechten Fußgelenk. Das linke Bein nach hinten ausstrecken, dann das linke Knie auf der Matte ablegen, der linke Fuß ist gestreckt. Die Hände auf der Innenseite des rechten Fußes platzieren. Schieben Sie die Hüfte nach vorn, aber achten Sie darauf, das rechte Knie nicht zu weit über das rechte Fußgelenk hinaus zu bewegen. Die Augen schließen und tief ein- und ausatmen. Vier Minuten so bleiben.

Drache, rechts

OPTION 2 Für die Intensivierung der Pose mit beiden Unterarmen die Matte berühren. Vier Minuten so bleiben.

Drache, links

OPTION 1 Gehen Sie in den Vier- füßlerstand. Das linke Bein nach vorn bringen, die Fußsohle platt auf den Boden, das linke Knie gebeugt und über dem linken Fußgelenk. Das rechte Knie auf die Matte legen, der Fuß ist gestreckt. Die Hände auf der Innenseite des linken Fußes platzieren. Die Hüften nach vorn schieben, aber darauf achten, dass Sie das linke Knie nicht zu weit über das linke Fußgelenk hinaus bewegen. Die Augen schließen und tief ein- und aus- atmen. Vier Minuten so bleiben.

OPTION 2 Für die Intensivierung der Pose mit beiden Unterarmen die Matte berühren. Vier Minuten so bleiben.

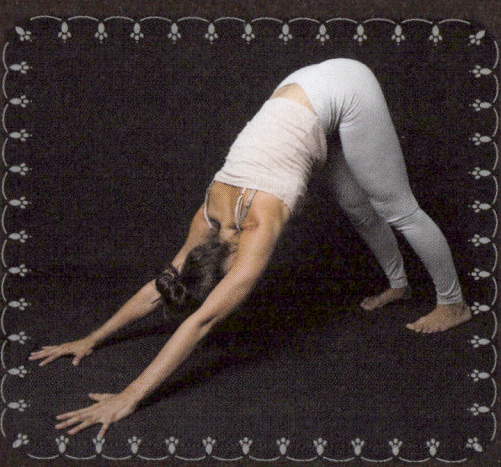

HERABSCHAUENDER HUND

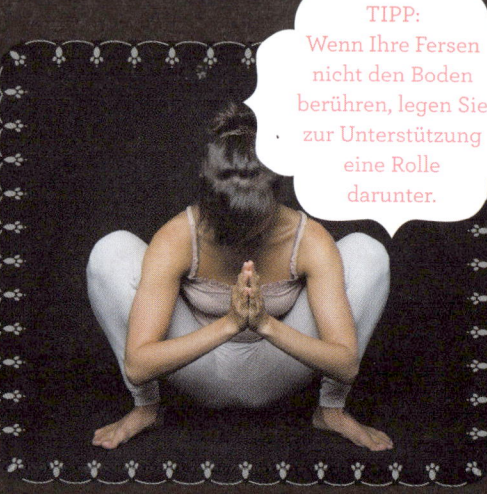

TIPP:
Wenn Ihre Fersen nicht den Boden berühren, legen Sie zur Unterstützung eine Rolle darunter.

HOCKE

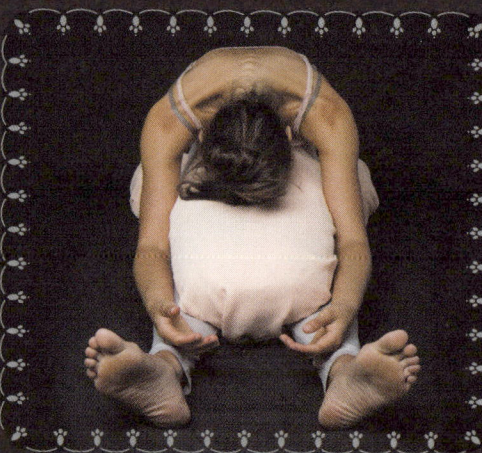

PASCHIMOTTANASANA

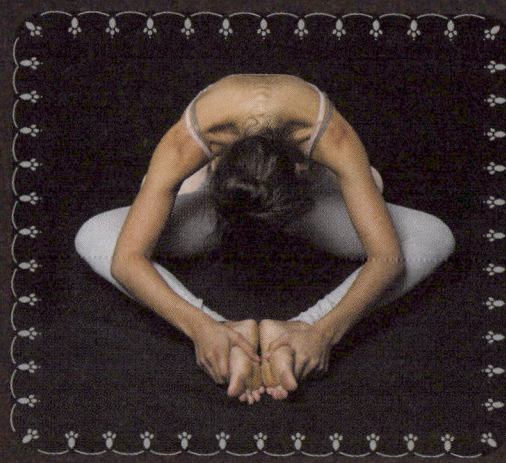

TARASANA

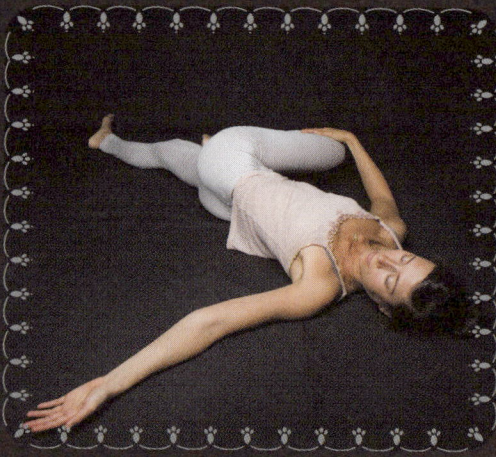

LIEGENDER TWIST, RECHTS

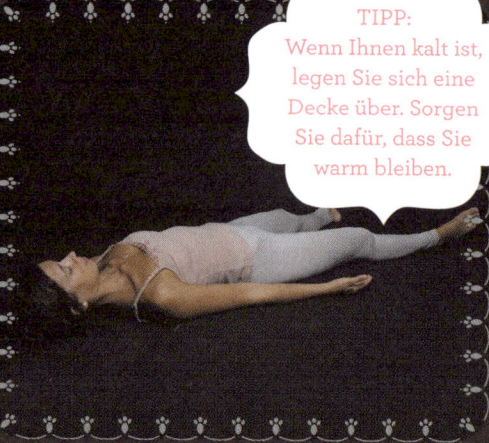

TIPP:
Wenn Ihnen kalt ist, legen Sie sich eine Decke über. Sorgen Sie dafür, dass Sie warm bleiben.

SAVASANA

Herabschauender Hund

Beide Handflächen berühren den Boden. Die Hüften aus den Handflächen nach hinten und nach oben drücken. Die Hände sind schulterbreit, die Füße hüftbreit auseinander. Finger weit gespreizt: Herabschauender Hund. Mehrere Atemzüge so bleiben.

Hocke

Schritt nach vorn, die Fersen etwas mehr als hüftbreit auseinander. Die Zehen nach außen drehen und die Sitzknochen nach unten bringen. Legen Sie die Oberarme an die Innenseite der Knie, die Handflächen aneinander. Den Kopf entspannt hängen lassen. Vier Minuten so bleiben.

Paschimottanasana

Mit den Händen hinter dem Körper abstützen und auf den Boden setzen. Nehmen Sie eine Yoga-Rolle oder ein Kissen und setzen Sie sich auf den Rand. Die Beine nach vorn ausstrecken. Die Zehen dürfen nach außen zeigen. Die Beine sind entspannt. Legen Sie sich eine Rolle oder ein Kissen längs auf den Oberschenkel. Entspannt vornüberbeugen und die Arme nach vorn strecken. Die Handflächen entspannen. Vier Minuten so bleiben. Langsam wieder aufrichten.

TIPP:
Wenn Ihnen das Vornüberbeugen Probleme bereitet, legen Sie zwei Yoga-Rollen aufeinander.

Tarasana

Die Fußsohlen nebeneinanderstellen. Die Knie zeigen nach außen, die Füße sind etwa 50 Zentimeter von den Leisten entfernt. Langsam nach vorn abrollen und den Kopf entspannt hängen lassen. Der Rücken darf dabei rund werden. Vier Minuten so bleiben.

TIPP:
Setzen Sie sich auf Ihre Yoga-Rolle, sodass sich das Vornüberbeugen einfacher gestaltet.

Liegender Twist rechts

Die Yoga-Rolle entfernen und ausgestreckt hinlegen. Das rechte Knie zur rechten Schulter beugen. Das linke Bein liegt gestreckt am Boden. Die rechte Fußsohle auf den linken Oberschenkel stellen. Das gebeugte rechte Knie nach links bewegen. Die Arme sind auf Schulterhöhe ausgebreitet, Blick nach rechts. In dieser Haltung tief ein- und ausatmen. Vier Minuten so bleiben. Aus der Haltung lösen, indem Sie das rechte Knie aufstellen und das rechte Bein ausstrecken.

Liegender Twist links

Das linke Knie zur linken Schulter beugen. Das rechte Bein liegt gestreckt am Boden. Die linke Fußsohle auf den rechten Oberschenkel stellen. Das gebeugte linke Knie nach rechts bringen. Die Arme sind auf Schulterhöhe weit auseinander, Blick nach links. In dieser Haltung tief ein- und ausatmen. Vier Minuten so bleiben. Aus der Haltung lösen, indem Sie das linke Knie aufstellen und das linke Bein ausstrecken.

Savasana

Legen Sie sich auf den Rücken. Beide Beine sind gestreckt. Die Fersen hüftbreit auseinander, die Zehen entspannt nach außen fallen lassen. Die Arme entlang des Körpers, die Handflächen nach oben. Die Arme mit leichtem Abstand zum Körper. Kinn und Stirn sind auf gleicher Höhe. Der Nacken ist lang. Entspannen Sie alle Muskeln im Körper. Entspannen Sie Gedanken und Gesicht. Fünf Minuten so bleiben.

Kommen Sie aus Savasana, indem Sie die Atmung vertiefen, Finger und Zehen bewegen, die Knie zur Brust ziehen und sich auf die rechte Seite rollen. Von dort in den Schneidersitz gehen. Die Augen noch kurz geschlossen halten und mehrmals tief ein- und ausatmen. Dann die Augen langsam öffnen.

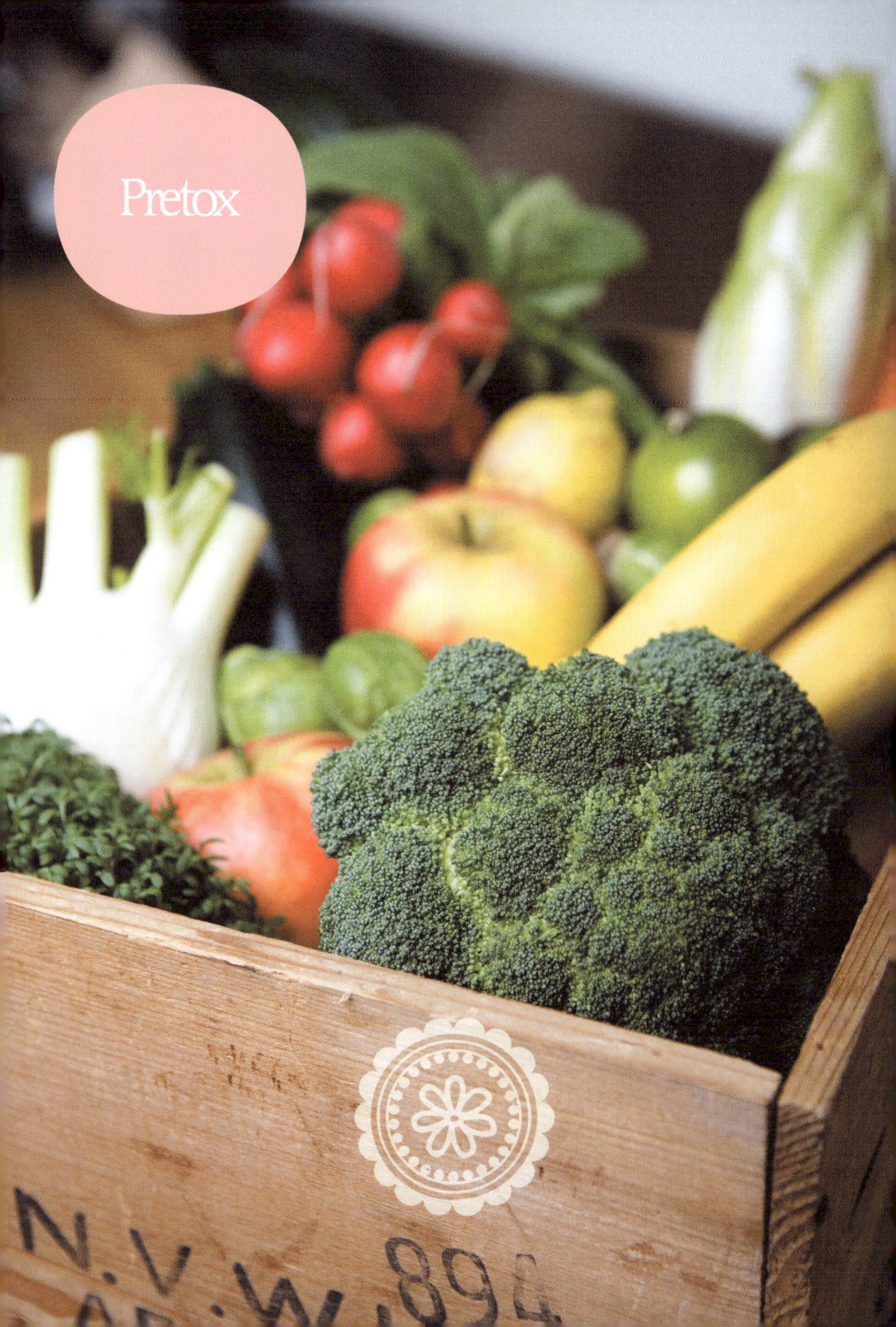

Pretox

Warum Pretox?

Pretox ist die Vorbereitung für Detox. Wer vorsichtig reduziert, dessen Körper kann sich schrittweise an die neue Art zu essen gewöhnen. Schnelle und große Veränderungen, die das natürliche Anpassungsvermögen übersteigen, sind für unseren Körper purer Stress. Stress setzt sich im Körper fest, ist säurebildend und sorgt für zusätzliche Abfallstoffe. Er erschwert die Reinigung nur unnötig.

Das Anpassungsvermögen des Körpers lässt sich anhand des folgenden Beispiels illustrieren: Ein Fleischesser beschließt, Veganer zu werden. Wenn er die Umstellung stufenweise vornimmt, kann sich sein (Verdauungs-)System darauf einstellen und Nährstoffe effizienter aufnehmen. Vegetarier und Veganer sind bekannt dafür, dass sie weniger Nahrung benötigen und trotzdem ausreichende Mengen an Kalzium, Eisen und anderen Nährstoffen aufnehmen. Würde der Fleischesser von einem Tag auf den anderen zum Veganer, dann geriete sein System in Stress. Sein Körper ist tierisches Eiweiß gewohnt und muss nun plötzlich auf pflanzliches Eiweiß umstellen. Diese Veränderung ist zu groß, wodurch das System aus dem Takt gerät und schließlich ein Mangel entstehen kann. Das soll nicht heißen, es sei falsch, Vegetarier oder Veganer zu werden. Die Frage ist, wie man dabei vorgeht.

Detoxer, die schrittweise reduzieren, leiden in der Regel viel weniger unter Detox-Tiefs. Beschwerden wie Kopfschmerzen, Übelkeit, Verstimmtheit und Müdigkeit treten seltener auf und sind weniger heftig. Wer langsam abbaut, nimmt effizienter auf. Dann reichen bereits kleinere Mahlzeiten zur Aufnahme ausreichender Mengen an Nährstoffen, und es kommt weniger schnell zu Mangelerscheinungen. Mehr noch: Der Körper funktioniert effizienter, wodurch Sie sich auch nach der Detox-Kur fitter, gesünder und besser fühlen. Je langsamer Sie reduzieren, desto mehr Vorteile ziehen Sie aus Ihrer Detox-Kur!

> **TIPP:**
> Haben Sie Essen übrig? Werfen Sie nichts weg! Frieren Sie es ein, machen Sie einen Smoothie oder eine Suppe daraus und verschenken Sie es.

Pretox-Hilfe

Wie funktioniert schrittweises und vernünftiges Pretoxen? Was müssen Sie beachten? Was ist wann (nicht) erlaubt?

SCHRITT 1

Erstellen Sie eine Liste jener säurebildenden Lebensmittel, die Sie essen. Zum Beispiel: (in willkürlicher Reihenfolge)

* zuckerhaltige Produkte
* Fleisch und Fisch
* Käse, Eier, Butter und Milchprodukte
* Fertiggerichte
* Kaffee und schwarzer Tee
* Erfrischungsgetränke
* Alkohol

SCHRITT 2

Überlegen Sie, welche Produkte Sie nur sehr selten verwenden. Diese können Sie direkt weglassen. Überlegen Sie, welche Produkte Sie etwas häufiger verwenden. Diese können Sie in dieser Woche langsam abbauen.

> **TIPP:**
> Lassen Sie pro Tag nicht mehr als ein Produkt weg.

SCHRITT 3

Erstellen Sie ein Pretox-Schema. Beispiel:

Montag	weniger Kaffee, von 5 auf 2 Tassen, weniger Fleisch: nur Huhn und Pute
Dienstag	keine Süßigkeiten und Zucker; denken Sie auch an Zucker in Marmelade und Saucen
Mittwoch	nur noch weißer Weichkäse wie Ziegenkäse und Hüttenkäse, keine Butter
Donnerstag	weniger Kaffee, von 2 auf 1 Tasse, kein Fleisch, nur ein Stück Weißfisch
Freitag	überhaupt keine Milch mehr, keine Eier, kein Käse (außer Hüttenkäse)
Samstag	überhaupt kein Kaffee mehr / auch kein Fisch mehr
Sonntag	überhaupt kein Joghurt oder Quark mehr

TIPP:
Kopieren Sie die
Liste: eine Kopie in
die Tasche, eine an
den Kühlschrank.

SCHRITT 4

Informieren Sie sich darüber, was Sie beim Pretox (besser nicht) essen sollten.

ERLAUBT

sämtliches Gemüse, frisch ge-
  dämpft, (kurz) gekocht und roh
sämtliches frische Obst, auch
  Avocado und Oliven
Keimsprossen, wie Gartenkresse,
  Alfalfa, Sprossen-Mix, Brokkoli-
  und Sojasprossen
Brühe (veg.) ohne Salz
frische Kräuter und Gewürze, wie
  Ingwer, Minze, Schnittlauch,
  Basilikum, Kümmel und Zimt
Misopaste und Instant-Misosuppe
Quinoa, Amaranth und Hirse
Seetang
Tempeh
Mandelmilch
(Süß-)Kartoffeln
Kräutertee und Wasser

REDUZIERT ERLAUBT

alle Vollkornarten, wie brauner
  Reis, Vollkornbrot, Couscous,
  Roggenbrot, Reiswaffeln und
  Hafer(-flocken)
Nüsse, Kerne, Samen und Öle
  (Walnusskerne, Sonnenblumen-
  kerne, Sesam, Kürbiskerne,
  Olivenöl, Sesamöl, Sonnen-
  blumenöl, Leinöl, Rapsöl,
  Walnussöl, Avocadoöl, Arganöl)
Hülsenfrüchte, wie Zucker-
  schoten, Erbsen, Kichererbsen,
  Linsen, Bohnen, Mung- und
  Adzukibohnen
Seitan
Tofu
Sojamilch, Hafermilch und
  Reismilch
Honig, Apfeldicksaft, Agaven- und
  Dattelsirup
Magermilchprodukte*
Butter*
heller Weichkäse, wie Hüttenkäse
  und Ricotta*
Meersalz*
Ei*

NICHT ERLAUBT

Fleisch und Fisch
Margarine
Hartkäse, Eis und Vollmilch-
  produkte
Dosengemüse, Konserven und
  verarbeitete Produkte, wie
  Kuchen, Salzgebäck, Torte und
  Süßigkeiten
Dosenfruchtsäfte und -obst
Weißbrot, Weißmehl und weiße
  Pastasorten
Zucker und gesüßte Produkte
  (Sojamilch mit Rohrzucker,
  Kekse, Müsliriegel usw.)
künstliche Süßstoffe (in
  Kaugummi, Joghurt und
  Erfrischungsgetränken)
Kochsalz
Erfrischungsgetränke, Kaffee,
  schwarzer Tee und Alkohol

Produkte, die mit mit einem * versehen sind, sind während der Daytox-Phase NICHT ERLAUBT.

Trinken

Trinken Sie während des Pretox etwa 1,5–2 Liter Wasser oder Kräutertee. Meiden Sie Fertigsäfte und ersetzen Sie normalen Kaffee durch koffeinfreien Kaffee oder Getreidekaffee. Während der ersten fünf Pretox-Tage gilt: Täglich maximal 1 Glas biologischer Rotwein ist erlaubt. Die letzten zwei Pretox-Tage sind komplett alkoholfrei.

TIPPS:

Machen Sie die Gemüseportion mindestens drei Mal so groß wie die Getreideportion.
Lassen Sie die Gemüseportion auch dann überwiegen, wenn Sie Hülsenfrüchte essen.
Verzehren Sie täglich maximal eine kleine Handvoll Kerne, Nüsse und Samen.
Nehmen Sie sich Zeit. Essen Sie mit Stäbchen oder einem kleinen Löffel.
Versuchen Sie, PUR, EHRLICH, ACHTSAM & STRESSFREI zu essen.

Pretox-Hürde

Beim Pretox können Ihnen lauter kleine, aber umso lästigere Beschwerden zu schaffen machen

Alle bei Detox-Tiefs (siehe S. 16) genannten Beschwerden können auch bereits beim Pretox auftreten. Es ist ganz normal, wenn Ihnen die Lieblingstorte von Oma oder etwas Einfaches, wie Weißbrot mit Käse, durch den Kopf spuken. Viele Detoxer haben während der Detox-Kur plötzlich einfallsreiche Rezeptideen und können an nichts anderes mehr denken als an Essen. Sie träumen sogar davon!

Auch können Vermeidungsverhalten und Ideen entstehen, wie sich die Detox-Kur lockern oder anpassen lässt. Jeder, der schon mal gedetoxt hat, kennt dieses Gefühl. Der Verstand nimmt die Zügel in die Hand und macht allerlei Verrenkungen, um aus dem Nein doch noch ein Ja zu machen. So mancher wird aufgrund der Tatsache, dass er plötzlich nicht mehr alles essen darf, regelrecht trotzig. Machen Sie sich bewusst, dass es Ihre eigene Entscheidung ist: Sie dürfen noch immer alles essen, entscheiden sich aber jetzt dafür, bestimmte Dinge nicht zu essen. Relativieren Sie und vergessen Sie nicht, dass es nur vorübergehend ist. Überlegen Sie, wozu Sie detoxen und was Ihre persönlichen Beweggründe sind. Mit einem Ziel vor Augen fällt es leichter durchzuhalten. Dann wissen Sie genau, warum Sie Ihre Lebens- und Essgewohnheiten genau jetzt vereinfachen möchten.

TIPPS:
* Meiden Sie heikle Lokale und Situationen, wie Imbisse oder All-you-can-eat-Buffets mit Freunden. Dafür ist jetzt nicht der richtige Moment.
* Nehmen Sie sich die Zeit, mit neuen (Pretox-)Rezepten zu experimentieren. Lassen Sie sich von den Möglichkeiten überraschen.
* Suchen Sie Ablenkung. Gehen Sie in die Sauna, gönnen Sie sich eine Massage oder schauen Sie einen Film.
* Gehen Sie es jetzt schon etwas ruhiger an. Sie stellen Ihre Ernährungs- und Lebensgewohnheiten um, wodurch Sie anders auf Situationen reagieren können. Vielleicht haben Sie das Gefühl, weniger Energie zu haben, oder es wird Ihnen beim schnellen Aufstehen schwindelig.
TAKE IT EASY!

day
tox

Tag
1

»Be here now ...«

(Ram Dass, Oasis, George Harrison)

KÖRPER: DER MAGEN

Die Größe des Magens ist von der Menge des Mageninhalts abhängig. Sie hat nichts mit Ihrem Umfang zu tun. Schlanke Menschen können einen größeren Magen haben als dicke. Ein durchschnittlich gefüllter Magen ist etwa 30 Zentimeter lang und kann mühelos 3 Liter Flüssigkeit enthalten. Der Magen von Erwachsenen kann nicht schrumpfen oder größer werden. Das ist ein Mythos, der lange Zeit geglaubt wurde. Es ist also falsch, dass bei weniger Nahrungsaufnahme der Magen schrumpft, man schneller satt wäre und so leichter abnehmen würde. Das stimmt nicht. Wer jedoch weniger isst, dessen Appetit verändert sich, wodurch schneller ein Sättigungsgefühl eintritt.

Die wichtigste Aufgabe des Magens ist die (Vor-) Verdauung beziehungsweise das Zerkleinern von Nahrung. Wenn wir etwas Leckeres riechen oder sehen, läuft uns das Wasser im Mund zusammen. Unser Speichel ist voll von Verdauungsenzymen. Essen wir einen Bissen, dann vermischen sich diese Enzyme mit der Nahrung. Je besser wir kauen und je länger wir den Bissen im Mund behalten, desto besser können die Enzyme arbeiten und desto feiner und kleiner wird die Nahrung.

Die Nahrung muss so klein wie möglich werden, da sie über den Magen in den Dünndarm gelangt und dort in den Blutkreislauf übergeht. Die Inhaltsstoffe zu großer Nahrungsstücke können über die Darmwand nicht in den Blutkreislauf gelangen. Und dann verlieren wir Energie und Nährstoffe! Kauen ist daher außerordentlich wichtig für die Nährstoffversorgung, ein gesundes Energielevel und die Optimierung der Vitalität. Je besser wir kauen, desto weniger Arbeit hat unser Magen und desto schneller kann die Mahlzeit verdaut werden. Auch übermäßiges Essen und Trinken, Erfrischungsgetränke, zu fette und raffinierte Nahrung sowie Essen in Eile und unter Stress haben großen Einfluss auf den Magen.

Wussten Sie, dass der Magen das sauerste Organ des Körpers ist?

Jedes Organ hat einen bestimmten Säuregrad, den sogenannten pH-Wert. Unser Blut hat einen pH-Wert von 7,4 und ist pH-neutral. Je niedriger der ph-Wert, desto saurer das Organ. Der Magen hat einen pH-Wert von 0,5 und ist somit das mit Abstand sauerste Organ. Es ist enorm wichtig, die pH-Werte in unserem Körper konstant zu halten, denn das ordnungsgemäße Funktionieren der Organe hängt davon ab. Mit unserer Nahrung beeinflussen wir die pH-Werte. Je mehr säurebildende Nahrung wir zu uns nehmen, desto saurer wird unser Körper. Das Problem dabei ist, dass unser Magen zum Neutralisieren dieser Säuren aus der Nahrung den Mineralstoff Natrium aus der Magenwand freisetzen muss. Natrium schützt die Magenwand vor den schädigenden Einflüssen der Magensäure. Doch dieser Prozess lässt sich nicht so fortsetzen. Der Magen verliert Natrium, was die Magenwand verwundbarer macht. Dann muss weniger Säure produziert werden, da sonst die Magensäure ein Loch in die Magenwand fressen kann. Durch den Natriumverlust in der Magenwand und die Reduzierung von Magensäure kann es zu allerlei Beschwerden kommen: Völlegefühl, Aufstoßen, Magengeschwüren und Sodbrennen. Und auch Eiweiße werden schlechter verdaut.

ZEIT

Eine gute Gesundheit beginnt beim Sehen und Riechen von leckerem Essen und dabei, sich Zeit zu nehmen, das Essen auch zu genießen, und zudem mit sorgfältigem Kauen. Einige Nahrungsmittel werden schneller verdaut als andere:

– Flüssigkeiten (Getränke) bleiben die kürzeste Zeit im Magen.
– Auch Obst wird sehr schnell verdaut und passiert den Magen in circa einer halben Stunde.
– Eine vegetarische Mahlzeit (ohne Käse oder Sahne) bleibt etwa 2 Stunden im Magen.
– Eine Fleischmahlzeit 3 bis 5 Stunden.
– Eiweißreiche Nahrungsmittel, wie Käse, Sahne und Fleisch, werden langsamer verdaut.
– Je fetter die Mahlzeit ist, desto länger verweilt sie im Magen.

MENTAL/EMOTIONAL

Zwischen Körper, Gefühl und Geist gibt es eine starke Verbindung. Manchmal müssen wir nur an Essen denken und schon knurrt uns der Magen. Stress kann Bauchschmerzen verursachen, und wir müssen öfter zur Toilette. Sorgen und Stress sind emotionale Themen, die zum Magen gehören. Das heißt, wenn wir uns Sorgen machen oder gestresst sind, können Beschwerden auftreten, die mit dem Magen zu tun haben: Schmerzen in der Magengegend, Aufstoßen, Völlegefühl, ein Magengeschwür oder Sodbrennen.

Stress an sich ist nicht verkehrt. Eine gewisse Menge Stress brauchen wir sogar, um aktiv werden und gut funktionieren zu können. Dazu schütten die Nebennieren Adrenalin aus. Dieses Hormon sorgt für einen Energieschub und ein gutes Gefühl. Zu viel Stress, Sorgen oder zu viel Aktivität erschöpfen jedoch die Nebennieren. Wir benötigen nun Koffein oder andere Kicks, um wach und leistungsfähig zu bleiben. Wir werden sozusagen süchtig nach Spannung. Ohne Anreize fühlen wir uns müde, schwer, energielos und leer.

TIPPS:
1. Hören Sie auf zu multitasken! Es hat sich als nicht effektiver erwiesen (es ist sogar unmöglich!) und verursacht viel zu viel Unruhe und Stress.
2. Genießen Sie in Maßen.
3. Hören Sie Musik, deren Beat langsamer ist als Ihr Herzschlag. Davon werden Sie ruhiger.
4. Nehmen Sie sich extra Zeit für Dinge, die für gewöhnlich zu kurz kommen, wie zum Beispiel ein ausgiebiges Frühstück, Abwasch, Bügeln oder das Stopfen von Socken.

»Zeit existiert nicht, Uhren existieren.«

(ohne Quelle)

Tee des Tages:
Frischer Minztee
Minztee bekämpft Kopfschmerzen und Übelkeit
und stärkt den Magen.

Supplement des Tages:
Vegetarische »Digestive Enzymes«. Diese zusätz-
lichen Verdauungsenzyme unterstützen unter
anderem den Magen bei der Verdauung von
Eiweißen. (Lesen Sie für die richtige Dosierung
und Einnahme die Packungsbeilage.)

Saft des Tages:
»Don't worry – Be happy«

Songs des Tages:
Three little birds – Bob Marley
Wasting Time – Ron Sexsmith
Don't Worry Be Happy – Bobby McFerrin

Bücher des Tages:
Mach dieses Buch fertig – Keri Smith

Film des Tages:
Wie im Himmel

Lebensmittel für den Magen:
Avocado
Kohlrabi
Hirse
Pastinake
Reis
Kürbis
Karotte
Süßkartoffel
Fenchel
Pfefferminze
Süßholz

HABEN SIE
MAGENBESCHWERDEN?
DANN VERMEIDEN BZW.
REDUZIEREN SIE:
1. Hülsenfrüchte, wie Kichererbsen,
Brechbohnen, Kapuzinererbsen,
Sojabohnen und Sojaprodukte.
2. Zwiebeln – vor allem nicht roh essen.
3. Kohlsorten, wie Brokkoli,
Blumenkohl und Rosenkohl –
vor allem nicht roh essen.
4. Kernobst, wie Äpfel
und Birnen.

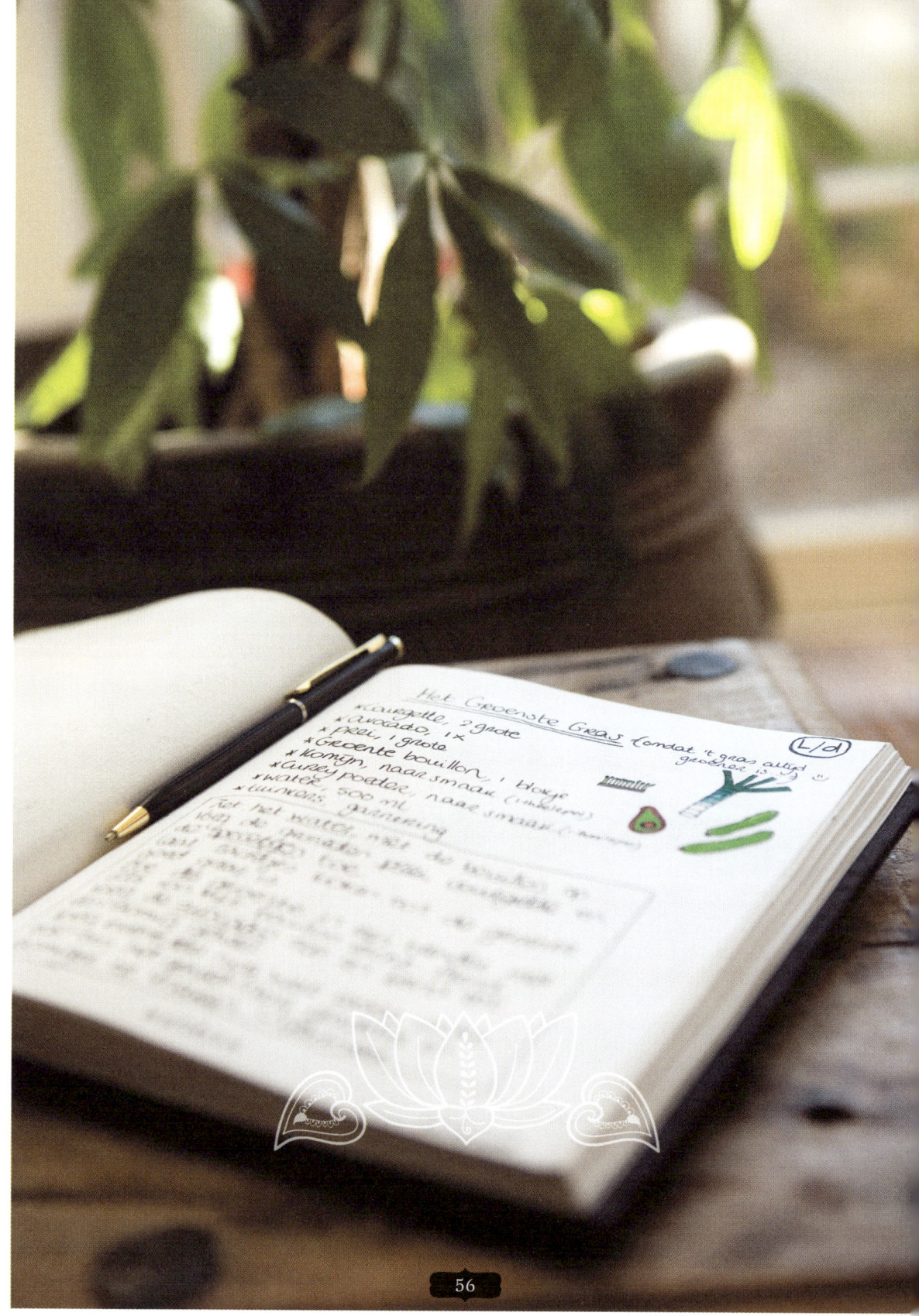

7:00 Uhr

Aufstehen

Trinken Sie ein Glas lauwarmes Wasser mit Zitronensaft.

Lauwarmes Wasser fördert den Stuhlgang und Zitronensaft macht »basisch«, wodurch Säuren und Abfallstoffe aus dem Körper beseitigt werden können (siehe S. 13).

Indem Sie lauwarmes Wasser trinken, entlasten Sie Ihren Körper. Je höher oder niedriger die Temperatur von Nahrung und Getränken ist, desto mehr muss sich der Körper anstrengen, um alles auf Körpertemperatur zu bringen und schließlich zu verdauen. Es kostet den Körper also weniger Energie, wenn Nahrung und Getränke lauwarm sind. Das trifft sich gut, denn dann kann diese zusätzliche Energie für Wichtigeres genutzt werden, wie ... den Detox-Prozess!

7:05 Uhr

Duschen

Nehmen Sie eine Wechseldusche und peelen Sie Ihre Haut mit einem Peelinghandschuh. Das fördert den Kreislauf, und Sie bekommen nicht so schnell kalte Hände und Füße. Ist dann der Kreislauf erst in Schwung, kann der Körper einfacher Abfallstoffe zur Leber transportieren, unschädlich machen und ausscheiden.

7:15 Uhr

Yoga-Übungen

Yang Yoga (morgens), siehe S. 31

8:00 Uhr

Frühstück

Supplement

Nehmen Sie zum Frühstück die Verdauungsenzyme ein.

Couscous-Brei mit Zimt

1 EL ganze Leinsamen
geriebene Schale einer ¼ unbehandelten Zitrone
50 g Couscous
½ TL Zimt
2 TL Honig

Den Leinsamen in einem Mörser mahlen oder einen Mixer bzw. eine Kaffeemühle verwenden. 100 ml Wasser mit Zitronenabrieb kochen und über den Couscous gießen. Die selbst gemahlenen Leinsamen dazugeben. 4 Minuten ziehen lassen. Wenn der Couscous das Wasser komplett aufgenommen hat, Zimt und Honig hinzufügen.

TIPPS:
1. Nehmen Sie sich Zeit, zu kochen und Ihr Essen zu genießen.
2. Essen Sie nichts, bevor Ihre letzte Mahlzeit verdaut ist.
3. Trinken Sie während der Mahlzeit nicht zu viel, an einem Glas zu nippen, ist in Ordnung!
4. Essen Sie nicht zu viel, Ihrem Magen reicht bereits eine faustgroße Portion.
5. Kauen Sie gut, dadurch entfaltet sich der Geschmack erst richtig, und Sie helfen Ihrer Verdauung.

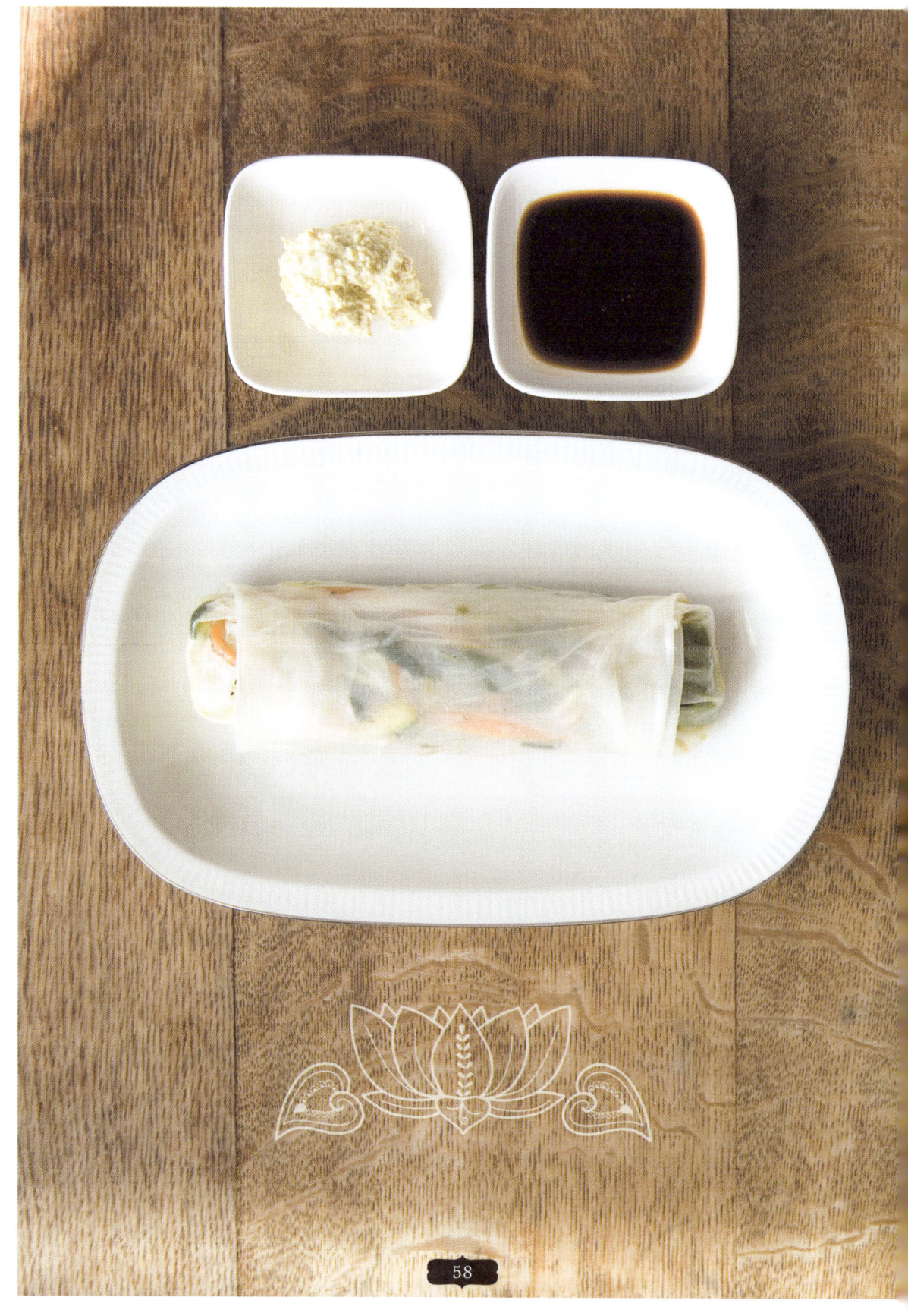

12:00 Uhr

Mittagessen
Supplement
Nehmen Sie zum Mittagessen die Verdauungs-
enzyme ein.

»Frühlingsrolle«
Orientalisches Gemüse in Reispapier
mit einem Wasabi-Tofu-Dip und Tamari
1 Frühlingszwiebel, schräg in Ringe geschnitten
½ kleine Zucchini, fein gewürfelt
1 mittelgroße Karotte, fein gewürfelt
2 TL Sonnenblumenöl
¼ Avocado, fein gewürfelt
1 kleine Handvoll Sojabohnen
Saft einer kleinen ½ Zitrone
½ Handvoll frischer Koriander, gehackt
2 TL Sesamöl
25 g Tofu
1 TL Meerrettichpaste
1 kleine Msp. Kurkuma
1 TL Sojamilch
1 Blatt Reispapier
1 EL Tamari

Frühlingszwiebel, Zucchini und Karotte in Sonnenblumenöl anbraten. Den Herd ausschalten und
Avocado, Sojabohnen, Zitronensaft, Koriander und
Sesamöl dazugeben. Kurz einziehen lassen und
inzwischen den Wasabi-Dip zubereiten. Den Tofu
5 Minuten in etwas Wasser kochen. Abkühlen
lassen. Meerrettichpaste, Kurkuma, Sojamilch
und Tofu zu einem cremigen Dip pürieren. Das
Reispapier in warmes Wasser legen, bis es weich
ist und sich verwenden lässt. Mit einem Geschirr-
tuch trocknen, mit dem Gemüse füllen und eine
Frühlingsrolle falten. Mit jeweils einem Schäl-
chen Wasabi-Dip und Tamari servieren.

13:00 Uhr
Wärmebehandlung im Bett (siehe S. 20)
Dauer: 30 bis 60 Minuten

15:00 Uhr

Saft des Tages
Das Mittagstief (gegen 15:00 Uhr) ist etwas ganz
Natürliches und entsteht durch unsere biologi-
sche Uhr. Es ist der Moment des Tages, an dem
unser Körper unweigerlich – nach einem Morgen
harter Arbeit und nach dem Verdauen des Mittag-
essens – entspannen will. Die Idee des Mittags-
schläfchens ist daher gar nicht mal so schlecht!
Das Tief kann nach dem Verzehr einer zu großen
Portion oder von etwas Süßem schlimmer werden.
Bereiten Sie daher nur eine kleine bis mittlere
Portion zu und verwenden Sie keinen raffinierten
Zucker oder Produkte, die diesen enthalten.
Im Mittagstief naschen Sie am besten etwas
Gesundes, zum Beispiel eine kleine Handvoll
Nüsse, (Trocken-)Obst oder diesen leckeren
Saft des Tages:

»Don't worry – Be happy«
1 Orange ohne Schale
½ Limette ohne Schale
½ Banane ohne Schale
150 ml Mandelmilch
1 gehäufter EL Weizenkeime

Pürieren Sie alle Zutaten in einem Mixer zu
einem cremigen Smoothie.

18:00 Uhr

Abendessen
Supplement
Nehmen Sie zum Abendessen die Verdauungs-
enzyme ein.

Süßkartoffel-Kürbis-Suppe
100 g Kürbis, entkernt und gewürfelt
75 g Süßkartoffel, gewürfelt
1 Karotte, in Scheiben geschnitten
½ ungesalzener Brühwürfel
½ TL Asant
1 EL gehackte Petersilie
1 EL Kürbiskerne

½ Liter Wasser zum Kochen bringen und den
Kürbis, Süßkartoffel und Karotte hineingeben.
Den ungesalzenen Brühwürfel und das Asant
hinzufügen. Das Gemüse aufkochen und bei nied-
riger Hitze 10–12 Minuten köcheln lassen. Den
Topf vom Herd nehmen, das Gemüse abgießen
(die Brühe aufbewahren) und abkühlen lassen.
Die Brühe mit der Hälfte des Gemüses in den
Mixer geben und zu einer glatten Masse pürieren.
Für die richtige Konsistenz gegebenenfalls mehr
Brühe verwenden. Gut mixen. Die Suppe danach
wieder zum restlichen Gemüse in den Topf geben
und leicht erhitzen. Mit frischer Petersilie und
Kürbiskernen servieren.

Weichen Sie noch eine Handvoll Walnusskerne
für das morgige Frühstück ein.

21:00 Uhr

Yoga-Übungen
Yin Yoga (abends), siehe S. 41

22:00 Uhr

Duschen

22:15 Uhr

Schlafen

TIPPS:
* Beim abendlichen Duschen
spülen Sie buchstäblich alles,
was Sie an diesem Tag erlebt haben,
von sich ab. Die negativen Ionen aus
dem Wasser regen bestimmte biochemische Prozesse im Körper an. Sie
sorgen für gute Laune und Entspannung.
* Versuchen Sie, Streitigkeiten und
unausgesprochene (emotionale)
Probleme vor dem Schlafengehen
zu äußern oder zu beenden.
Denn nichts ist schöner, als mit
dem Wissen schlafen zu gehen,
dass alles gut ist.

»Joy is a net of love
by which you can catch souls.«

(Mutter Teresa)

day tox

Tag 2

»Life is what happens
while you're busy
making other plans.«

(John Lennon)

KÖRPER: DER DARM

Unser Darm hat eine Oberfläche von 300 Quadratmetern, 200 Mal mehr als unsere Haut. Die enorme Oberfläche des Darmsystems ergibt sich aus einem Netz kleiner Nischen, das wiederum aus noch mehr und noch kleineren Nischen besteht. Damit ähnelt die Darmwand mehr einer Sammlung winziger Bäumchen. Obwohl es für uns so wichtig ist, pflegen wir unser Darmsystem im Allgemeinen wesentlich schlechter als unsere Haut. Wir reiben unseren Darm nicht mit Antifaltencreme aus Kaviar ein und gehen nicht für eine Tiefen- oder Oberflächenreinigung mit ihm zum Spezialisten. Doch auch unser Darm möchte gepflegt werden!

Das Darmsystem ist mindestens drei Mal täglich damit beschäftigt, Nahrung zu verdauen und die Überreste über den Stuhlgang auszuscheiden. Doch wir essen oft mehr als nur drei Mal am Tag. Wir gönnen uns auch Zwischenmahlzeiten, wie Kuchen, Süßigkeiten, Nüsse, Obst, Kaffee oder Saft. Und manchmal haben wir die Neigung, den ganzen Tag lang zu naschen und zu snacken. Der Darm ist mit einem Abflussrohr vergleichbar. Wenn den ganzen Tag Nahrung hindurchfließt, kann es passieren, dass der Abfluss verstopft. Mehr noch: Nahrung neigt (vor allem, wenn sie bearbeitet, ballaststoffarm oder fett- und zuckerhaltig ist) dazu, an der Darmwand festzukleben und sich nur schwer wieder zu lösen.

Der erste Teil des Darmsystems – der Dünndarm – nimmt über die Darmwand Nährstoffe auf. Diese werden vom Blut in die Leber transportiert und geben uns am Ende Energie. Ist die Darmwand jedoch mit einer Schicht alter Essensreste überzogen, kommt es bei der Aufnahme zu Problemen, und wir fühlen uns müde und energielos. Denn das Darmsystem versucht noch immer, Nährstoffe aus seiner Umgebung aufzunehmen. Doch es findet nur alte, an der Darmwand klebende Essensreste, die noch dazu verdorben sind. Das ist nicht wirklich lecker und ganz sicher nicht gesund für den Körper!

Der zweite Teil des Darmsystems – der Dickdarm – fungiert als Ausscheidungsorgan. Der Stuhlgang ist, wenn er in den Dickdarm gelangt, noch immer ganz flüssig. Um nicht zu viel Wasser und Mineralstoffe zu verlieren, entzieht ihm die Darmwand Flüssigkeit. Ist die Darmwand jedoch von einer Schicht alter Essensreste bedeckt, gelangen Abfallstoffe zurück ins Blut. Dies kann zu zahlreichen Beschwerden führen, unter anderem: Hautprobleme (Pickel, Akne, Ekzeme), Darmbeschwerden (Völlegefühl, Krämpfe, Blähungen), Überempfindlichkeit, Kopfschmerzen, Müdigkeit, Niedergeschlagenheit, Reizbarkeit, Nervosität und emotionale Instabilität.

Ganze 70 Prozent aller chronischen Beschwerden werden durch eine gestörte Funktion des Verdauungssystems verursacht!

Die Darmwand besitzt eine Schicht guter Bakterien (die Darmflora), die für unsere Immunabwehr maßgeblich sind. Festklebende Nahrung schadet der Darmflora und schwächt die Immunabwehr, was zur Folge haben kann, dass wir nach einer Grippe oder Erkältung weiter kränkeln. Außerdem ist die Darmflora für die Herstellung von Vitamin K zuständig, das eine gute Blutgerinnung gewährleistet.

MENTAL/EMOTIONAL

Denken Sie an Ihren letzten Urlaub zurück. Sie waren an einem anderen Ort, in einem anderen Klima, zusammen mit anderen Leuten und mussten schlagartig alles Gewohnte hinter sich lassen. Die meisten Menschen – egal wie schön die freie Zeit auch ist – können die ersten Tage nur schwer entspannen und den Alltag loslassen. Bei einigen äußert sich dies ganz konkret: Sie haben zu Urlaubsbeginn Probleme, auf die Toilette zu gehen; anders ausgedrückt: Sie leiden unter Verstopfung.

Nach einigen Tagen fällt es leichter, zu entspannen, und wir fühlen uns in der neuen Umgebung sicherer. Wir können Terminkalender, Planungs- und Kontrollzwang etwas loslassen und unser Bedürfnis, minütlich das Smartphone zu checken, schwindet. Wir sind gelöster. Loslassen ist ein Tätigkeitswort, und es erfordert Zeit und Training.

TIPPS:
1. Machen Sie jeden Tag (eine etwas längere) Savasana (s. Yoga-Übungen).
2. Wenn etwas nicht geht, dann geht es nicht. Lassen Sie es los.
3. Nehmen Sie einmal einen anderen Weg zur Arbeit, zur Uni oder zum Supermarkt.
4. Führen Sie einen »Loslass-Tag« ein. Ihr Partner darf bestimmen, was Sie beide an diesem Tag unternehmen. Und Sie dürfen weder kritisieren, noch versuchen zu lenken, sondern fügen sich brav.
5. Floaten Sie. In einem Float-Center, dem Meer, dem Schwimmbad oder der Badewanne.

HABEN SIE DARMBESCHWERDEN? DANN VERMEIDEN BZW. REDUZIEREN SIE:
1. Weißmehlprodukte
2. Ballaststoffarmes Essen
3. Fermentierte Produkte, wie Alkohol und Essig
4. Kohlensäurehaltige Getränke
5. Künstliche Süßstoffe
All diese Produkte überreizen den Darm oder machen ihn – im Falle von Weißmehl- und ballaststoffarmen Produkten – träge.

»Ich scheine dich mehr zu mögen, als anfänglich von mir geplant.«

(ohne Quelle)

Tee des Tages:
Frischer Apfel-Fenchel-Tee
Fenchel beruhigt und kann bei Verdauungs-
beschwerden, Blähungen und Blähbauch
eingesetzt werden. Apfel wirkt leicht abführend.

Supplement des Tages:
Probiotika
Probiotika bestehen aus guten Bakterien,
die Darmflora, Verdauung und Immunabwehr
positiv beeinflussen. (Lesen Sie für die richtige
Dosierung und mögliche Einnahme die
Packungsbeilage.)

Saft des Tages:
Pflaume & Apfel

Songs des Tages:
Change Is Gonna Come – Sam Cooke
Island – Heather Nova
Fix You – Coldplay

Buch des Tages:
Die fünf Menschen, die dir im Himmel
begegnen – Mitch Albom

Film des Tages:
Megane

Lebensmittel für den Darm:
Leinsamen
Senfkörner
Schwarzer Sesam
Pinienkerne
Mandelkerne
Walnusskerne
Alfalfa
Banane
Pflaume
Feige
Apfel
Kokosnuss
Papaya
Aprikose
Birne
Okra
Spinat
Karotte
Blumenkohl
Erbsen
Linsen
Spargel
Seetang
Honig
Hefeflocken

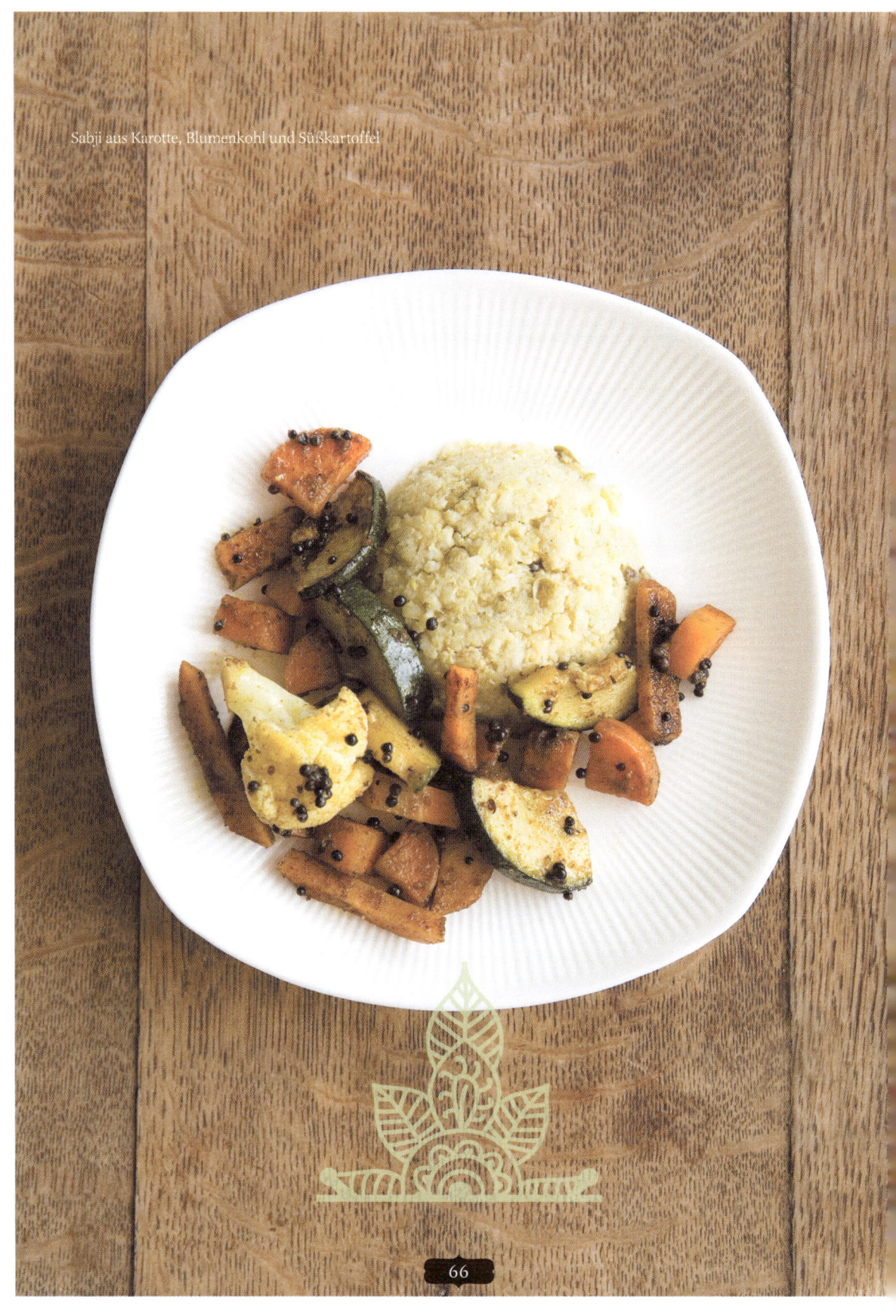

Sabji aus Karotte, Blumenkohl und Süßkartoffel

7:00 Uhr
Aufstehen

Trinken Sie ein Glas lauwarmes Wasser mit Zitronensaft. Verwenden Sie unbehandelte Zitronen aus biologischem Anbau. Die Zitrusfrucht (bzw. ihre Schale) enthält von allen Früchten die meisten Pestizidreste. Diese Pestizide sind weder für den Reinigungsprozess noch für die Gesundheit förderlich. Sie sorgen dafür, dass der Körper noch mehr Abfallstoffe unschädlich machen und ausscheiden muss.

7:05 Uhr
Duschen

TIPP:
Stellen Sie sich selbst ein leckeres Peeling aus Honig, Kokosraspel und Rohrzucker her. Und wenn Ihnen hierfür die Zeit fehlt: Verwenden Sie natürliche und biologische Pflegeprodukte.

7:15 Uhr
Yoga-Übungen
Yang Yoga (morgens), siehe S. 31

Nehmen Sie sich heute etwas mehr Zeit für Savasana und beobachten Sie die Wirkung.

Savasana
Der Begriff »Savasana« setzt sich aus »Shava« und »Asana« zusammen. Asana bedeutet Körperhaltung. Viele der Yoga-Übungen enden daher auf -asana. Shava bedeutet Leiche. Savasana ist die Totenstellung; eine Übung als Abschluss der Yoga-Stunde, die es Ihnen ermöglicht, das, was Sie getan, gesehen und erlebt haben, zu verarbeiten und zu verinnerlichen. Sie bietet Ihnen die Freiheit und die Ruhe, bewusst anwesend zu sein; die Empfindungen Ihres Körpers zu spüren, den Geräuschen um Sie herum und der eigenen Atmung zu lauschen. Und wie ihr Name bereits vermuten lässt, lernen Sie dabei, loszulassen.

8:00 Uhr
Frühstück

»TOTALLY CocoNUTS«
200 ml Kokoswasser
50 ml Kokosmilch
2 Bananen
5 eingeweichte Walnusskerne
1 TL Honig

Die Walnusskerne über Nacht einweichen lassen. Alle Zutaten in einem Mixer zu einem cremigen Shake pürieren.

9:00 Uhr
Supplement
Eine halbe Stunde vor oder eine Stunde nach dem Frühstück einnehmen. Bei Einnahme während der Mahlzeit gehen aufgrund der höheren Mengen an Magensäure und Galle wertvolle Bakterien verloren. Öffnen Sie die Kapseln und geben Sie das Pulver in lauwarmes Wasser. So aktivieren Sie die Bakterien.

12:00 Uhr

Mittagessen

Sabji aus Karotte, Blumenkohl und Süßkartoffel

2 Süßkartoffeln
2 Karotten
1 kleiner Blumenkohl
2 TL Sonnenblumenöl
½ TL Kümmelsamen
½ TL schwarze Senfkörner
¼ TL Ajowanfrüchte (indischer Kümmel)
1 Prise Asant
½ TL Garam masala
½ TL Kurkuma

Das Gemüse waschen, Süßkartoffeln und Karotten schälen und klein schneiden, den Blumenkohl in kleine Röschen zerteilen. Wenn das Auge mitessen soll, versuchen Sie, jedes Gemüse in einer anderen Form zu schneiden (zum Beispiel die Karotte in Scheiben, die Süßkartoffel in Streifen, den Blumenkohl in Röschen). In einer Pfanne etwas Öl erhitzen. Zuerst die Kümmelsamen, Senfkörner und die Ajowanfrüchte hineingeben, dann den Asant. Wenn die Senfkörner springen, Garam masala und Kurkuma dazugeben. Kurz umrühren und das Gemüse hinzugeben. Umrühren, damit sich Gewürze und Gemüse gut vermengen. Auf niedriger Hitze garen und abdecken. Nach 5 Minuten kurz umrühren. Im eigenen Saft ca. 15 Minuten kochen lassen, bis das Gemüse gar ist. Mit Kichadi servieren (Rezept rechts).

> **TIPP:**
> Enthält das Rezept saisonales Gemüse, und es ist gerade eine andere Saison? Dann nehmen Sie ein anderes Gemüse, das zum jeweiligen Organ passt und Sie an diesem Tag reinigt.

Kichadi mit Vollkorn-Basmatireis und Mungbohnen

½ Tasse Vollkorn-Basmatireis
1 Tasse Mungbohnen
2 TL Sonnenblumenöl
½ TL Kümmelsamen, 3 Lorbeerblätter
1 TL Koriandersamen, ½ TL Kurkuma
¼ Tasse Mung Dal
Salz
1 Stück Kombu (getrockneter, essbarer Seetang)
1 TL frisch geraspelter Ingwer

Den Reis und die Bohnen waschen, bis das Wasser klar bleibt. Das Öl in einer Pfanne erhitzen. Kümmelsamen, Lorbeerblätter und Koriandersamen hineingeben. Alles leicht braun werden lassen, bis sich die Aromen entfalten. Kurkuma, Reis, Mung Dal und Bohnen unterrühren. 4 bis 6 Tassen Wasser, Salz, Kombu und Ingwer dazugeben. Zugedeckt bei mittlerer Hitze schmoren lassen, bis die Bohnen und der Reis weich sind (etwa 60 Minuten). Sabji und Kichadi auf einem Teller anrichten.

13:00 Uhr

Supplement
Nehmen Sie wieder Probiotika ein.

Wärmebehandlung im Bett (siehe S. 20)
Dauer: 30 bis 60 Minuten

15:00 Uhr

Saft des Tages

Pflaume & Apfel

5 Trockenpflaumen
150 ml Apfelsaft, am besten mit einem Entsafter selbst gepresst

Die Pflaumen etwa 15 bis 30 Minuten in heißem Wasser einweichen (je länger, desto besser). Den Apfelsaft dazugeben und mit einem Stabmixer zu einer cremigen Masse pürieren.

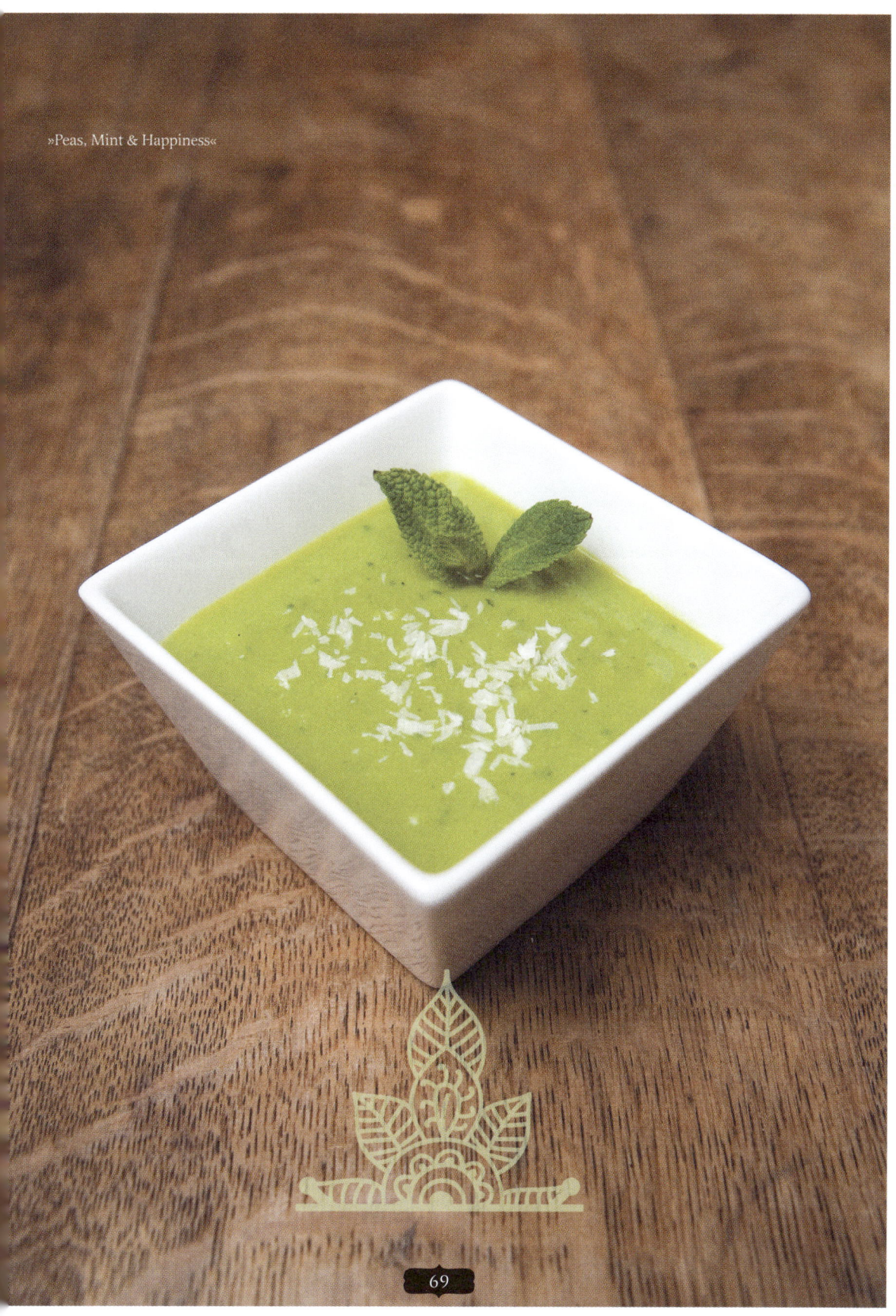

»Peas, Mint & Happiness«

18:00 Uhr
Abendessen

»Peas, Mint & Happiness«
4 Handvoll gefrorene Erbsen
½ Zwiebel, in Ringe geschnitten
1 Knoblauchzehe
½ ungesalzener Brühwürfel
100 ml Kokosmilch
8 frische Minzblätter
schwarzer Pfeffer zum Abschmecken
Kokosraspel zum Garnieren

Erbsen, Zwiebelringe, Knoblauch, Brühwürfel und 300 ml Wasser in einen Topf geben. 10 Minuten kochen. Den Herd ausschalten und alles cremig pürieren. Kokosmilch, Minze und schwarzen Pfeffer dazugeben. Nochmals pürieren. Mit einem Blatt frischer Minze und Kokosraspeln garnieren.

19:00 Uhr
Supplement
Nehmen Sie wieder Probiotika ein.

21:00 Uhr
Yoga-Übungen
Yin Yoga (abends), siehe S. 41

22:00 Uhr
Duschen

22:15 Uhr
Schlafen

TIPPS:
Um die Darmwand sauber zu halten:
1. Machen Sie einmal pro Jahr eine Detox-Kur.
2. Führen Sie während so einer Kur einige Darmspülungen durch und nehmen Sie Probiotika.
3. Ernähren Sie sich ballaststoffreich: mit Vollkorngetreide, viel Gemüse und Obst.
4. Vermeiden Sie gesättigte Fettsäuren und raffinierten Zucker.
5. Meiden Sie Fertiggerichte und Konserven.

»Let's make better mistakes tomorrow.«

(Mike Monteiro)

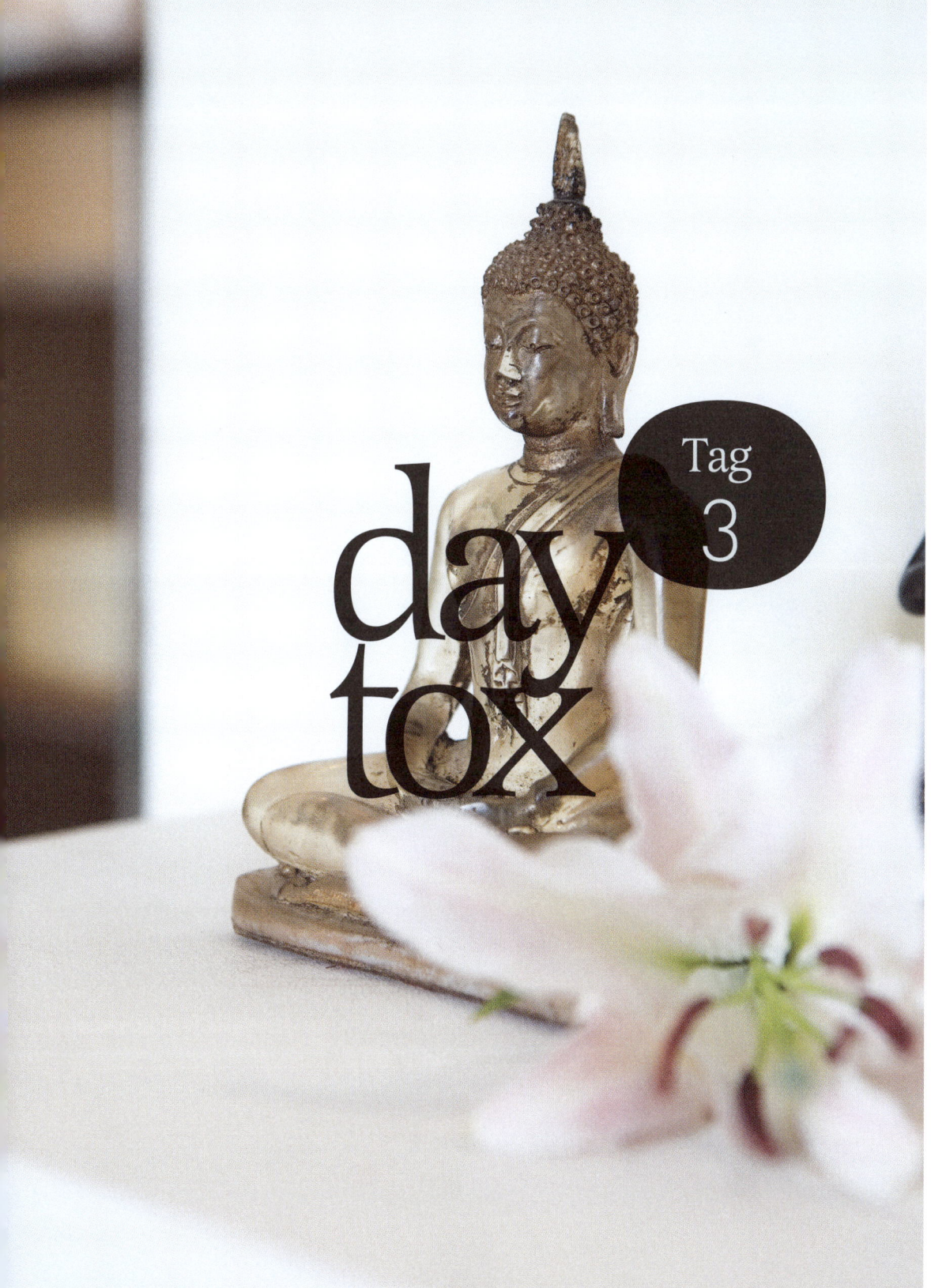

day
tox

Tag
3

»I started out with nothing and I still got most of it left.«

(Seasick Steve)

KÖRPER: DIE LEBER

Die Leber hat ein Gewicht von 1,5 Kilo und ist damit unser größtes inneres Organ. Und in diesem Falle gilt: Size does matter! Die Leber kann, unter anderem durch übermäßigen Alkoholkonsum, größer werden. Aber sie kann auch schrumpfen. Wenn Sie eine kohlenhydrat-arme Diät machen, wird Ihre Leber kleiner. Menschen mit starkem Übergewicht wird vor dem Einsetzen eines Magenbandes oder einer Magenverkleinerung empfohlen, auf Kohlen-hydrate zu verzichten. Die Leber ist ein rege-neratives Organ. Das heißt, dass sie nach einer teilweisen Entfernung wie bei einer Trans-plantation wieder »nachwachsen« kann.

Die Leber befindet sich im Brustkorb rechts, dicht hinter den untersten Rippen und ist sehr reich an Blut. Sie dient als eine Art Zwischen-station zwischen dem Magen-Darm-Trakt und dem Blutkreislauf. Die Nahrung gelangt über den Magen und den Darm in den Körper.

Anschließend werden die Nährstoffe über die Dünndarmwand aufgenommen und zur Leber transportiert. Die Aufgabe der Leber ist es, schädliche Stoffe aus dem Blut aufzunehmen und abzubauen. Täglich nehmen wir eine ganze Reihe schädlicher Stoffe auf. Da sind zum Beispiel Alkohol, Medikamente, Tabak, Reste von Pesti-ziden und Additiven. Außerdem gibt es noch das Leitungswasser, das wir trinken, die Luft und Abgase, die wir einatmen, und die Cremes, die wir auf unsere Haut auftragen. Auch hier finden sich Chemikalien, Hormone und Lösungsmittel. Pro Jahr gelangen einige Kilos dieser Stoffe in unseren Körper! Die Leber macht all diese Stoffe unschädlich und bereitet sie für die Ausscheidung aus dem Körper vor.

Traurig, aber wahr: Unser Körper ist mit etwa 500 (!!!) unterschiedlichen chemischen Stoffen verunreinigt.

Diese Neutralisierung erfolgt mithilfe der Galle. Galle ist eine zähe, gelbliche Flüssigkeit, die in der Leber produziert und in der Gallenblase gespeichert wird. Galle, eine basische Substanz, wird von säurebildenden Schadstoffen gebunden. Deshalb wird die Leber auch gern als Müllver-brennungsanlage des Körpers bezeichnet. Die Leber ist also für den Detox-Prozess überaus wichtig und verdient daher extra Aufmerksamkeit. Doch auch bei der Verarbeitung von Nährstoffen spielt Galle eine bedeutende Rolle: Sie kommt bei der Verdauung von Fetten zum Einsatz. Galle sorgt unter anderem dafür, dass Fette in kleine Tröpfchen zersetzt werden. Dies erleichtert fett-spaltenden Enzymen die Arbeit, und wir können die Energie aus den Fetten nutzen. Sämtliche direkt freigesetzte Energie wird nicht in Form von Fett gespeichert.

In der Leber wird ein spezieller fettähnlicher Stoff produziert, Cholesterin. Die Leber bestimmt den Cholesterinspiegel im Blut. Häufig assoziieren wir Cholesterin mit »schlechtem« Fett – zu Unrecht, denn Cholesterin wird vom Körper unter anderem für die Herstellung von Zellwänden, Nervenfasern, Hormonen und Vitaminen benötigt.

Insgesamt finden in der Leber etwa 500 solcher chemischen Prozesse und Reaktionen statt. Es lohnt sich daher, unsere Leber gut zu pflegen.

FETT

Gesättigte Fette an sich sind nicht ungesund. Man darf nur nicht zu viel davon essen. Der durchschnittliche Europäer konsumiert 20 Mal mehr gesättigte als ungesättigte Fette. Das optimale Verhältnis liegt bei 4:1, vier Mal so viele ungesättigte Fette (4) wie gesättigte Fette (1). Gesättigte Fette finden sich in Fleisch, Käse, Butter, fettarmer Milch und Vollmilch, Bratfett, Kokosnuss, Kaffeeweißer, Schokolade, Kuchen und (Salz-)Gebäck.

Ungesättigte Fette sind bei Zimmertemperatur flüssig. Beispiele sind Olivenöl, Walnussöl, Avocado- und Fischöl und natürlich die Produkte, aus denen die Fette hergestellt werden, also Nüsse, Avocado und Fisch.

MENTAL/EMOTIONAL

Die Leber wird mit Emotionen wie Wut, Aggression, Feindseligkeit, Groll, Ärger, Enttäuschung und Frustration verbunden. Nicht umsonst fragen wir jemanden, der diese Art Gefühle zurückzuhalten versucht, was ihm denn »über die Leber gelaufen« sei. Während »Gift und Galle spucken« bedeutet, seine Frustration zu äußern. Damit die Leber und die damit verbundenen Emotionen in Balance bleiben, ist es wichtig, die eigenen Frustrationen in etwas Positives umzuwandeln. Ärger und Frust erzeugen unheimlich viel Energie. Haben Sie schon einmal ein vor Wut tobendes Kind gesehen? Selbst für einen erwachsenen Mann kann es eine echte Herausforderung sein, so ein Kind im Zaum zu halten. Sie können die Energie, die durch diese negativen Gefühle freigesetzt wird, besser in ein inspirierendes neues Projekt stecken. Viele Hilfsprojekte wurden ursprünglich von Weltreisenden ins Leben gerufen, die einen positiven Beitrag leisten wollten. So wurden beispielsweise Waisenhäuser in Indien errichtet, weil der Anblick hungriger Waisenkinder zu tiefer Frustration bei den Menschen geführt hat.

TIPPS:
1. Trinken Sie regelmäßig „Lebertrank" (siehe S. 78).
2. Gönnen Sie sich hin und wieder eine Wärmebehandlung (siehe S. 20).
3. Reduzieren Sie die Aufnahme synthetischer Chemikalien, indem Sie natürliche Cremes und Hautpflegeprodukte verwenden.
4. Trinken Sie möglichst gefiltertes Wasser; so reduzieren Sie die Aufnahme von Chemikalien.
5. Essen Sie Bio-Produkte mit dem BIO-Gütesiegel.
6. Reduzieren Sie die Menge gesättigter Fette und verwenden Sie mehr gesunde Öle, Avocado und Nüsse.

»Stärke ist die Fähigkeit, eine Tafel Schokolade in vier Stücke zu zerbrechen, aber dann nur ein Stück davon zu essen.«

(Judith Viorst)

Tee des Tages:
Löwenzahntee
Dieser Tee stimuliert Gallenblase und Leber und wird häufig bei Reinigungskuren getrunken.

Supplement des Tages:
Mariendistelkapseln
(Lesen Sie für die richtige Dosierung und Einnahme die Packungsbeilage.)

Saft des Tages:
»Lebertrank«

Songs des Tages:
Tree Hugger – Antsy Pants & Kimya Dawson
Fix You – Coldplay
I Won't Back Down – Johnny Cash

Bücher des Tages:
Hectors Reise oder Die Suche nach dem Glück – Francois Lelord

Film des Tages:
Crash

Lebensmittel für die Leber:
Brokkoli
Blumenkohl
Chicorée
Rosenkohl
Pak Choi
Kohl
Meerrettich
Brunnenkresse
Radieschen
Knoblauch
Zwiebeln
Alfalfa
Brokkolisprossen
Linsen
Soja
Hafer
Kürbiskerne
Sonnenblumenkerne
Avocado
Oliven
Pflanzliche Öle
Mandelkerne
Orangen
Ingwer

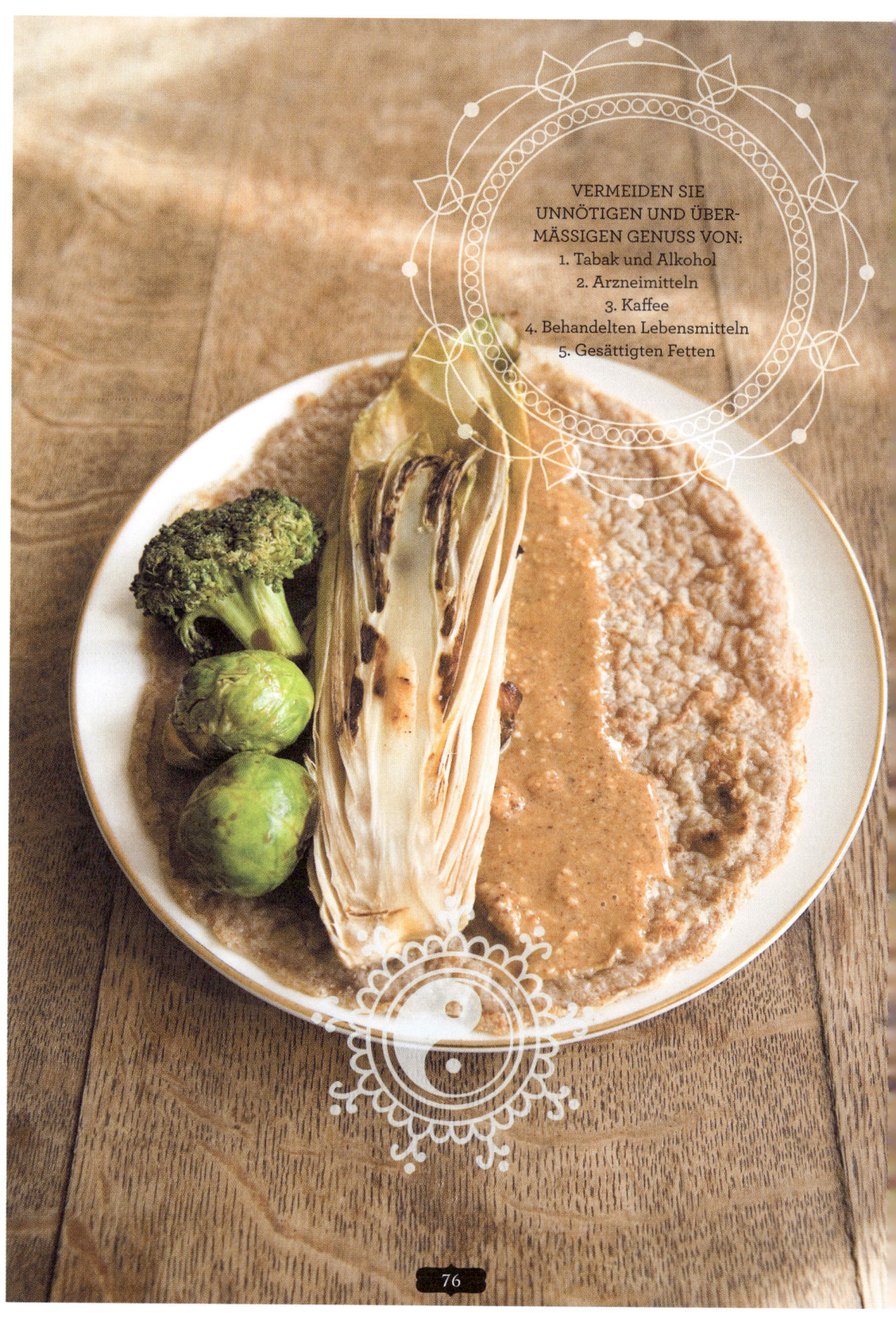

VERMEIDEN SIE
UNNÖTIGEN UND ÜBER-
MÄSSIGEN GENUSS VON:
1. Tabak und Alkohol
2. Arzneimitteln
3. Kaffee
4. Behandelten Lebensmitteln
5. Gesättigten Fetten

Tagesprogramm

7:00 Uhr
Aufstehen
Trinken Sie ein Glas lauwarmes Wasser mit Zitronensaft.

7:05 Uhr
Duschen

7:15 Uhr
Yoga-Übungen
Yang Yoga (morgens), siehe S. 31

8:00 Uhr
Frühstück

Haferbrei mit Mandelmilch
½ Tasse Haferbrei oder Haferflocken
1 EL Rosinen
1 Tasse Mandelmilch
2 Kardamomsamen
1 Prise Zimt
1 Prise Ingwerpulver

Haferbrei, Rosinen und Mandelmilch in einen kleinen Stieltopf geben und vorsichtig aufkochen. Bei niedriger Hitze die übrigen Zutaten dazugeben. Abgedeckt langsam gar werden lassen. Haferbrei benötigt etwa 2 Minuten, Haferflocken etwa 10 Minuten. Warm servieren.

Supplement, nach der Mahlzeit

> **TIPP:**
> Ist Mandelmilch schwer erhältlich? Dann bieten Reismilch oder ungesüßte Bio-Sojamilch eine gesunde Alternative.

12:00 Uhr
Mittagessen

Haferpfannkuchen mit Mandelpaste dazu gegrillter Chicorée, gebackener Rosenkohl und Brokkoli
1 Chicorée
1 TL Honig
5 Rosenkohlröschen
1 EL Sonnenblumenöl
3 Brokkoliröschen
1 Schuss Tamari
1 Prise Kümmelsamen
50 g Hafermehl
2 TL Mandelpaste
schwarzer Pfeffer

Den Chicorée längs halbieren und in einer Pfanne grillen. Wenn er beinahe gar ist, den Chicorée mit Honig bestreichen und kurz karamellisieren lassen. Die äußeren Blätter des Rosenkohls entfernen und die Röschen 5 Minuten kochen oder dämpfen, das Wasser abgießen. Das Sonnenblumenöl in die Pfanne geben. Rosenkohl und Brokkoli anbraten und zuletzt mit einem Schuss Tamari und einer Prise Kümmelsamen würzen. Hafermehl und Wasser mischen, bis ein pfannkuchenartiger Teig entsteht.

Etwas Sonnenblumenöl in einer Pfanne erhitzen und den Haferpfannkuchen auf beiden Seiten goldbraun backen. Legen Sie ihn auf einen großen Teller und bestreichen Sie ihn mit Mandelpaste. Mit Chicorée, Rosenkohl und Brokkoli belegen. Nach Geschmack mit schwarzem Pfeffer würzen.

Supplement, nach der Mahlzeit

13:00 Uhr
Wärmebehandlung im Bett (siehe S. 20)
Dauer: 30 bis 60 Minuten

15:00 Uhr
Saft des Tages

»Lebertrank«
200 ml Orangensaft
50 ml Zitronensaft
½ EL Ingwersaft
1 EL Natives Olivenöl extra
½ TL Cayennepfeffer

Orangensaft und Zitronensaft mischen. Bei Bedarf mit Wasser verdünnen. Den frisch gepressten Ingwersaft dazugeben und mit Olivenöl und Cayennepfeffer vermengen. Gut umrühren und sofort servieren.

Die traditionelle chinesische Medizin betrachtet Orangen als ideales Produkt zur Förderung der Lebensenergie. Orangen können die Leberfunktion verbessern und entfernen Giftstoffe, die wir durch (übermäßigen) Alkoholkonsum aufnehmen. Ingwer stimuliert die Gallenproduktion, wodurch Abfallstoffe besser beseitigt und Nährstoffe, wie Fette, besser aufgenommen werden.

18:00 Uhr
Abendessen

Brokkoli-Kartoffel-Cremesuppe
1 mittelgroße Kartoffel, in grobe Scheiben geschnitten
½ Brokkoli, der Stiel geschält, die Röschen grob gehackt
½ ungesalzener Brühwürfel
1 Prise Muskatnuss
schwarzer Pfeffer zum Abschmecken
1 Prise pikantes Paprikapulver
1 TL Olivenöl
Brokkolisprossen

Kartoffel, Brokkoli, Brühe und 300 ml Wasser in einen Topf geben und zum Kochen bringen. Bei niedriger Hitze abgedeckt 10 Minuten köcheln lassen, bis die Kartoffel und der Brokkoli weich sind. Vom Herd nehmen und cremig pürieren. Gewürze und Öl hinzufügen. Nochmals pürieren, bis die Masse vollständig cremig ist. Mit Brokkolisprossen garnieren.

Supplement, nach der Mahlzeit

21:00 Uhr
Yoga-Übungen
Yin Yoga (abends), siehe S. 41

22:00 Uhr
Duschen

22:15 Uhr
Schlafen

»All the arms we need are for hugging.«

(ohne Quelle)

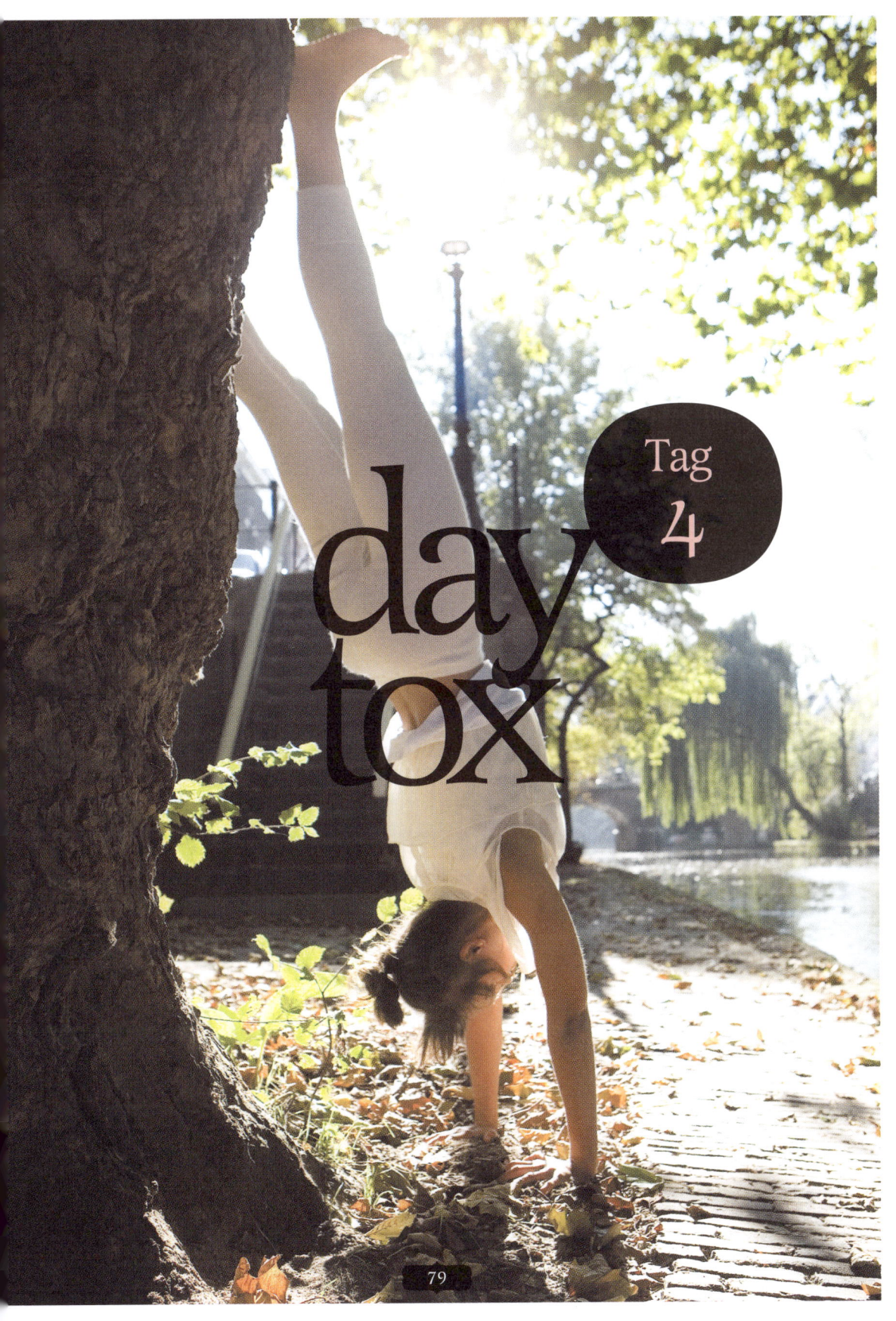

day
tox

Tag
4

»Dear Heart, fall in love only when you're ready not when you're lonely.«

(ohne Quelle)

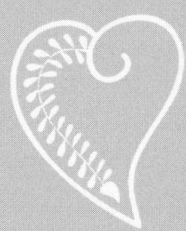

KÖRPER: DIE BAUCHSPEICHELDRÜSE

In Fachkreisen wird die Bauchspeicheldrüse auch Pankreas genannt. Das 15 Zentimeter lange Organ ist eine Drüse, die spezielle Stoffe produziert und transportiert. Bei Drüsen unterscheidet man zwischen zwei Arten. Endokrine Drüsen geben ihr Sekret, meist Hormone, direkt ins Blut oder an ein anderes Organ ab. Beispiele endokriner Drüsen sind: Nebennieren, Nieren, Hypophyse und Schild-drüse.

Exokrine Drüsen geben ihr Sekret, meist Enzyme, über einen Ausführungsgang in den Verdauungs-trakt ab. Beispiele exokriner Drüsen sind: Leber, Mundspeicheldrüse und die Drüsen in der Magen- und Darmwand. Außerdem gibt es Drüsen, die über beide Funktionen verfügen. Die Bauch-speicheldrüse ist eine davon.

Sie liegt teils hinter dem Magen und teils hinter dem Dünndarm. Der Dünndarm ist über einen Ausführungsgang mit der Bauchspeicheldrüse, die täglich 1,5 bis 3 Liter Sekret produziert, verbunden. Das Sekret besteht aus vielen unter-schiedlichen Enzymen, die die Verdauung der Nahrung unterstützen. So hilft Amylase bei der Verdauung von Stärke, Lipase beim Verdauen von Fetten und Protease beim Verdauen von Eiweißen. Außer Enzymen enthält das Sekret auch große Mengen eines basischen Stoffs namens Natrium-hydrogencarbonat. Dieser Stoff neutralisiert unter anderem die (Magen-)Säure, die aus dem Magen in den Dünndarm gelangt. Würde das Sekret kein Natriumhydrogencarbonat enthalten, würde die Magensäure die Darmwand schädigen.

Natriumhydrogencarbonat ist wichtig für die Säure-Basen-Balance und spielt daher eine wesentliche Rolle für unsere Gesund-heit! Uns ist dieser Stoff auch als Backpulver, Magensalz oder Natron geläufig.

Die Bauchspeicheldrüse hat also eine exokrine Funktion, und zwar die Produktion und den Trans-port von Enzymen, die die Verdauung unterstützen. Außerdem hat die Bauchspeicheldrüse auch eine endokrine Funktion. Sie produziert Hormone, wie zum Beispiel Insulin und Glukagon, die direkt in den Blutkreislauf übergehen. Insulin senkt den Blutzuckerspiegel, indem es die Aufnahme von Glukose in die Zellen fördert. Glukagon erhöht den Blutzuckerspiegel, indem es die Umwandlung von Glykogen aus der Leber in Glukose auslöst, die an-schließend ins Blut abgegeben wird. Gemeinsam sorgen diese beiden Stoffe für einen konstanten Blutzuckerspiegel.

Wer sich gesund ernährt, bei dem funktioniert dieses System optimalerweise perfekt. Jedoch wird die Balance durch den übermäßigen Verzehr raffinierter Kohlenhydrate (wie zum Beispiel Zucker und zuckerhaltige Produkte) stark gestört, wodurch sich ernsthafte Erkrankungen ergeben können. Die bekannteste ist Diabetes mellitus.

Typ-1-Diabetiker produzieren kein oder zu wenig Insulin. Dadurch kann Glukose/Zucker nicht (ausreichend) in die Zellen aufgenommen werden, und der Blutzuckerspiegel steigt. Diese Form der Diabetes ist manchmal erblich, kann jedoch auch aufgrund von Umweltfaktoren entstehen. Typ-2-Diabetiker haben defekte Insulinrezeptoren in den Zellen, wodurch auch hier Glukose nicht auf-genommen werden kann. Diese Form von Diabetes entsteht meist als Folge von falscher Ernährung und einem ungesunden Lebensstil.

HOCHS UND TIEFS

Nicht nur Diabetiker kämpfen mit ihrem Blutzuckerspiegel. Wir alle haben es nach dem Verzehr von einem großen Stück Torte (oder zwei), einer Tüte M&M's oder eines Liters Cola schon einmal erlebt: das intensive Gefühl von Müdigkeit, das scheinbar aus dem Nichts kommt. Diese Müdigkeit kommt ganz sicher nicht zufällig, sondern hat mit dem Blutzuckerspiegel zu tun, der durch große Mengen an Zucker erst schnell steigt und danach wieder sinkt. Die Folgen: Müdigkeit, Gähnen, fehlende Konzentration, Zittern, Reizbarkeit und Kopfschmerzen.

Wenn Sie die Gewohnheit haben, tagsüber viel Zuckerhaltiges zu konsumieren, dann steigt Ihr Blutzuckerspiegel schnell (und oft), und Ihr Körper muss kontinuierlich Insulin produzieren, um den Zuckergehalt im Blut zu senken. Im Prinzip leben Sie dabei in Extremen und gehen von Zucker-Hoch zu Zucker-Tief, von energiereich und gut gelaunt zu müde und schnell gereizt. Das ist weder für Sie schön noch für Ihre Umgebung.

GLYKÄMISCHER INDEX

Der glykämische Index (GI) zeigt das Tempo an, mit dem Kohlenhydrate verdaut werden und als Glukose ins Blut gelangen. Nahrungsmittel mit einem hohen glykämischen Index lassen den Blutzuckerspiegel schnell ansteigen. Zucker und Weißbrot haben einen glykämischen Index von 100. Der GI von Bier liegt bei 110.

Wenn ein Produkt einen GI-Wert von 50 oder mehr hat, bezeichnen wir das bereits als hoch. Ein solches Produkt liefert schnell verfügbare Energie, etwas, das vor allem Ausdauersportler bevorzugen. Beispiele von Produkten mit einem hohen GI-Wert sind: Mais (zum Beispiel Cornflakes und Tacos), Bratkartoffeln und Trauben. Diese Nahrungsmittel sind an sich nicht ungesund, können aber – bei häufigem Verzehr – für einen stark schwankenden Blutzuckerspiegel sorgen.

Bei Nahrungsmitteln mit einem niedrigen glykämischen Index werden die Kohlenhydrate ganz allmählich aufgenommen. Diese Produkte sorgen für ein anhaltendes Sättigungsgefühl und für Energie.

Sie gleichen den Blutzuckerspiegel aus und haben einen positiven Effekt auf Diabetes. Beispiele für Produkte mit niedrigem GI-Wert sind: Hülsenfrüchte wie Linsen und Kichererbsen, Vollkornnudeln und Kirschen.

MENTAL/EMOTIONAL

Die Funktion der Bauchspeicheldrüse ist also – einfach ausgedrückt – die Verdauung und der Ausgleich von Zucker. Auf mentaler und emotionaler Ebene symbolisiert sie zudem das Süße, in Form von Liebe und Zartheit. Die Art und Weise, wie wir mit uns selbst umgehen, ist leider nicht immer genauso »süß«.

Negative Gedanken, emotionale Abwesenheit, überhöhte Erwartungen, aufgestaute Wut, ungesundes Essen und extrem viel Sport sind nur einige Beispiele, wie wir – auf unterschiedliche Weise – hart zu uns selbst sein können.

Wenn wir uns nicht wohl in unserer Haut fühlen, sondern allein und ungeliebt, greifen wir schneller zu etwas Süßem. In solch einem Moment möchten wir das Fehlen von emotionaler Süße durch materielle Süße (Zucker) ersetzen. Wir versuchen buchstäblich, eine Leere zu füllen, was uns jedoch nur kurzzeitig befriedigt; nur wenig später ist das Süßigkeits-High verschwunden, und wir fühlen uns wieder genauso leer: der Beginn eines Teufelskreises.

Ich verwende hier ganz bewusst das Wörtchen High. Denn der Genuss von Zucker (-haltigen Produkten) sorgt für eine biochemische Reaktion, durch die mehr Serotonin ausgeschüttet wird. Dieses Hormon – auch als Glückshormon bezeichnet – gibt uns (kurzzeitig) ein gutes Gefühl. Eine physische Reaktion auf ein emotionales Thema! Leider lässt sich dies aber nicht auf physischer Ebene lösen. Unser Bedarf an Liebe kann nicht mit viel Zucker befriedigt werden. Wir müssen emotionale Themen auf emotionaler Ebene und physische Probleme auf physischer Ebene lösen, auch wenn es einen deutlichen Link zwischen Körper und Geist gibt und sich beide Faktoren gegenseitig beeinflussen können.

»Forget love.
I'd rather fall in chocolate.«

(ohne Quelle)

Tee des Tages:
Sweet Chai
Die indischen Gewürze, die diesem Tee seinen
Geschmack verleihen, sind verdauungsfördernd.
Zimt gleicht den Blutzuckerspiegel aus.

Supplement des Tages:
Aloe-Vera-Kapseln/Tabletten
Auch Aloe Vera sorgt für einen ausgeglichenen
Blutzuckerspiegel.
(Lesen Sie für die richtige Dosierung und
Einnahme die Packungsbeilage.)

Saft des Tages:
»Strawberry Fields«
Beeren haben einen niedrigen GI-Wert und geben
ihre Energie langsam an den Körper ab, wodurch
ein langanhaltendes Sättigungsgefühl entsteht.

Songs des Tages:
One Step Closer to You – Michael Franti &
Spearhead
At Last – Etta James
This Years Love – David Grey

Bücher des Tages:
Das Parfum – Patrick Süskind

Film des Tages:
Ich und Du und Alle, die wir kennen

Lebensmittel für die Bauchspeicheldrüse:
Zimt
Quinoa
Roggen
Vollkornweizen
Blumenkohl
Brokkoli
Auberginen
Paprika
Champignons
Orangen
Beeren
Erdbeeren
Artischocken
Avocado
Hummus
Nüsse und Samen
Oliven
Olivenöl

TIPPS ZUM
AUSGLEICHEN
DES BLUTZUCKERSPIEGELS:
1. Meiden Sie Zucker und
zuckerhaltige Produkte.
2. Meiden Sie Weißmehlprodukte, wie
Weizennudeln, Kuchen und weißen Reis.
3. Zimt, Aloe Vera und Knoblauch gleichen
den Blutzuckerspiegel aus.
4. Achten Sie auf eine ballaststoff-
reiche Ernährung! Ballaststoffe
verzögern die Abgabe von
Glukose ins Blut.

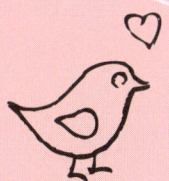

7:00 Uhr

Aufstehen
Trinken Sie ein Glas lauwarmes Wasser mit
Zitronensaft.

7:05 Uhr

Duschen

7:15 Uhr

Yoga-Übungen
Yang Yoga (morgens), siehe S. 31

8:00 Uhr

Frühstück

Roggenbrot mit Hummus, Alfalfa und gegrillter Paprika

1 Paprika
2 Knoblauchzehen
50 g getrocknete Kichererbsen
1 EL Tahin
1 EL frische, fein gehackte Petersilie
Saft einer ¼ Zitrone
1 Prise schwarzer Pfeffer
2 Scheiben Roggenbrot
1 kleine Handvoll Alfalfa

Die Paprika ohne Kappe im Backofen grillen, bis sie zusammenfällt und sich die Schale dunkel färbt (etwa 30 Minuten bei 180 °C). Gleichzeitig im Ofen zwei Knoblauchzehen samt Schale grillen. Die Paprika aus dem Ofen nehmen und für 10 Minuten in eine verschlossene Plastiktüte legen. Danach lässt sich die Schale leicht entfernen. Den Knoblauch abziehen. Die Kichererbsen 60 Minuten bei niedriger Hitze kochen, bis sie weich sind. Das Kochwasser abgießen und zur Seite stellen. Die Kichererbsen mit Tahin, Petersilie, gegrilltem Knoblauch, Zitronensaft und schwarzem Pfeffer zu einer dicken, glatten Creme pürieren. Für die richtige Konsistenz bei Bedarf etwas Kochwasser hinzufügen. Bestreichen Sie die zwei Scheiben Roggenbrot mit Hummus, und belegen Sie sie mit gegrillter Paprika und Alfalfa.

Supplement, nach der Mahlzeit

TIPPS:
* Wenn Sie wenig Zeit haben, nehmen Sie Kichererbsen aus der Dose. Diese sind bereits vorgekocht. Spülen Sie sie jedoch gründlich ab, damit möglichst viel Flüssigkeit (evtl. mit Salz) entfernt wird.
* Bereiten Sie auch gleich – mit der Paprika – den gegrillten Blumenkohl für heute Abend zu. Das ist besser für die Umwelt und viel effizienter!

»Mut steht am Anfang des Handelns, Glück am Ende.«

(Demokrit)

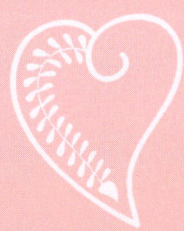

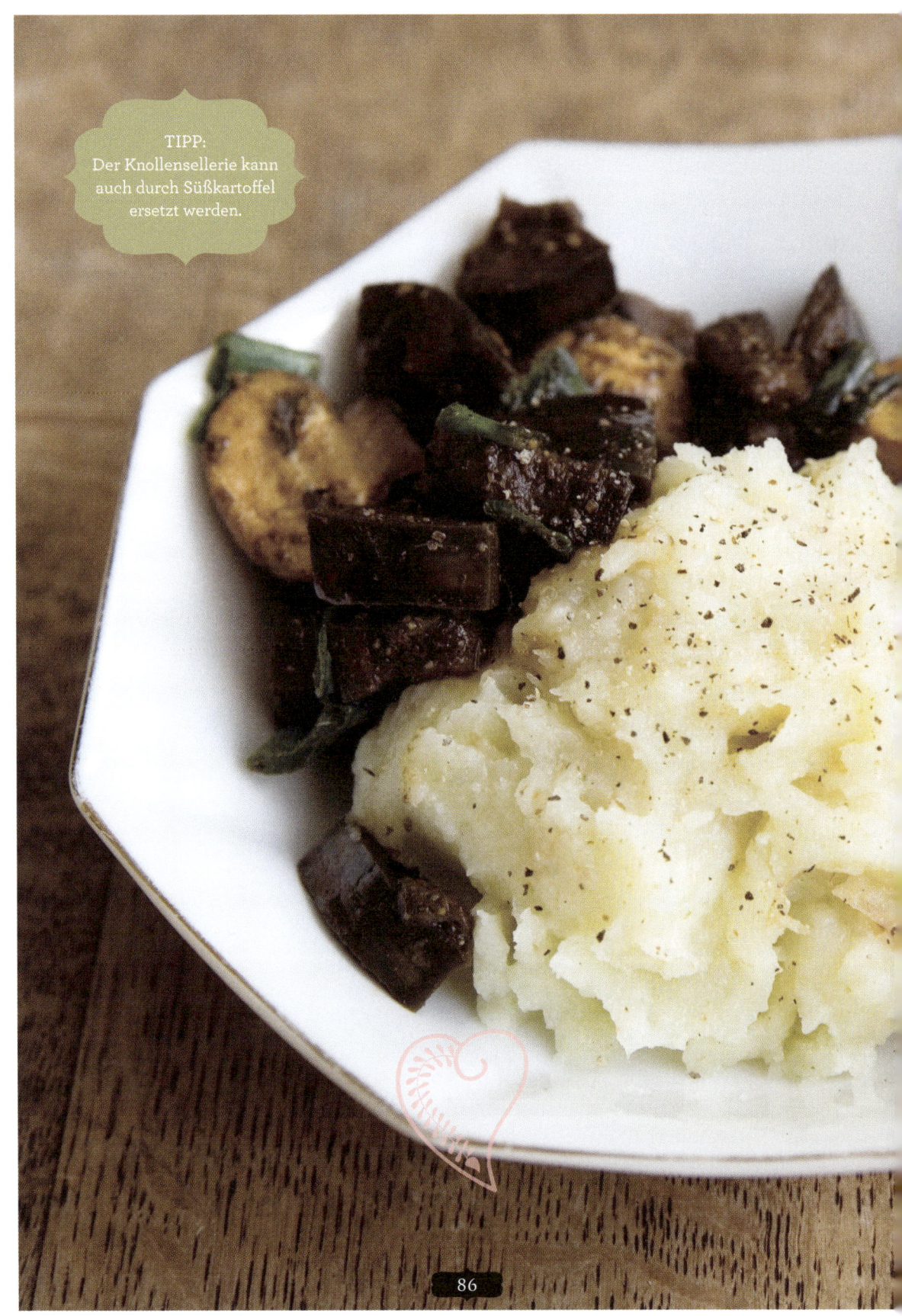

TIPP:
Der Knollensellerie kann
auch durch Süßkartoffel
ersetzt werden.

12:00 Uhr
Mittagessen

Knollensellerie-Püree mit Champignons und Aubergine in Tamari

½ Knollensellerie, geschält und gewürfelt
½ l ungesalzene Brühe
1 Prise schwarzer Pfeffer
2 TL Sonnenblumenöl
Kümmelpulver nach Geschmack
½ Aubergine, gewürfelt
Tamari nach Geschmack
100 g Champignons, in Scheiben geschnitten
frischer Koriander
Muskatnuss

Den Knollensellerie in der ungesalzenen Brühe weich kochen. Die Brühe abgießen und beiseitestellen. Den Knollensellerie mit schwarzem Pfeffer würzen und mit einem Stabmixer zu einer glatten, cremigen Masse pürieren. Für die richtige Konsistenz bei Bedarf kleine Mengen Brühe hinzufügen.

Etwas Sonnenblumenöl in eine Pfanne geben. Erst das Kümmelpulver, dann die Auberginenwürfel hinzufügen. Anbraten und umrühren. Tamari hinzufügen und 5 Minuten dünsten lassen. Bei Bedarf etwas Wasser angießen, damit die Aubergine nicht anbrennt. Die Champignons dazugeben und umrühren. Weitere 5 Minuten braten lassen. Den Herd ausschalten, nach Geschmack mit etwas frischem Koriander würzen und die Pfanne abdecken. Kurz ziehen lassen. Das Gemüse und das Püree auf einem Teller anrichten. Servieren Sie das Püree nach Geschmack mit etwas schwarzem Pfeffer oder frisch geriebener Muskatnuss.

Supplement, nach der Mahlzeit

13:00 Uhr
Wärmebehandlung im Bett (siehe S. 20)
Dauer: 30 bis 60 Minuten

15:00 Uhr
Saft des Tages

»Strawberry Fields«

1 Handvoll Heidelbeeren
1 Handvoll Erdbeeren
(auch mit Brombeeren und Himbeeren möglich)
150 ml Cranberrysaft

Alles zu einem cremigen Smoothie pürieren.

18:00 Uhr
Abendessen

Blumenkohl-Avocado-Suppe
5 mittelgroße Blumenkohlröschen
2 TL Natives Olivenöl extra
½ TL Currypulver
1 große Zwiebel
½ ungesalzener Brühwürfel
½ Avocado
frische Petersilie und Schnittlauch zum Garnieren

Den Blumenkohl mit etwas Olivenöl und Curry-pulver im Backofen (max. 45 Minuten bei 200 °C) grillen, bis er goldbraun und weich mit knuspri-gen Rändern ist. Gleichzeitig im Ofen eine große Zwiebel samt Schale grillen. Alles aus dem Ofen nehmen, die Zwiebel abziehen und grob würfeln.

Das Gemüse mit 300 ml Wasser und Brühwürfel in einem Topf vorsichtig aufkochen. 2 Minuten köcheln lassen, danach vom Herd nehmen. Abkühlen lassen. Die Hälfte der Brühe abgießen und zur Seite stellen. Die Avocado auslöffeln und mit in den Topf geben. Mit dem Stabmixer alles zu einer glatten Masse pürieren.

Für die richtige Konsistenz bei Bedarf etwas Brühe hinzufügen.

Einige Stängel frische Petersilie und Schnittlauch fein hacken. Garnieren Sie damit die Mahlzeit.

Supplement, nach der Mahlzeit

Weichen Sie eine halbe Tasse Adzuki-Bohnen für morgen und in einer anderen Schüssel eine kleine Handvoll Kichererbsen für Tag 7 ein.

21:00 Uhr
Yoga-Übungen
Yin Yoga (abends), siehe S. 41

22:00 Uhr
Duschen

22:15 Uhr
Schlafen

> TIPPS:
> 1. Arbeiten Sie ehrenamtlich für Menschen, die Hilfe und Unterstützung brauchen. Genießen Sie es zu geben, ohne eine Gegenleistung zu erwarten.
> 2. Switchen Sie von »high on sugar« zu »high on life«. Tun Sie Dinge, die Ihnen echte Freude bereiten.

»Man sieht nur mit dem Herzen gut. Das Wesentliche ist für die Augen unsichtbar.«
(aus: Der Kleine Prinz von Antoine de Saint-Exupéry)

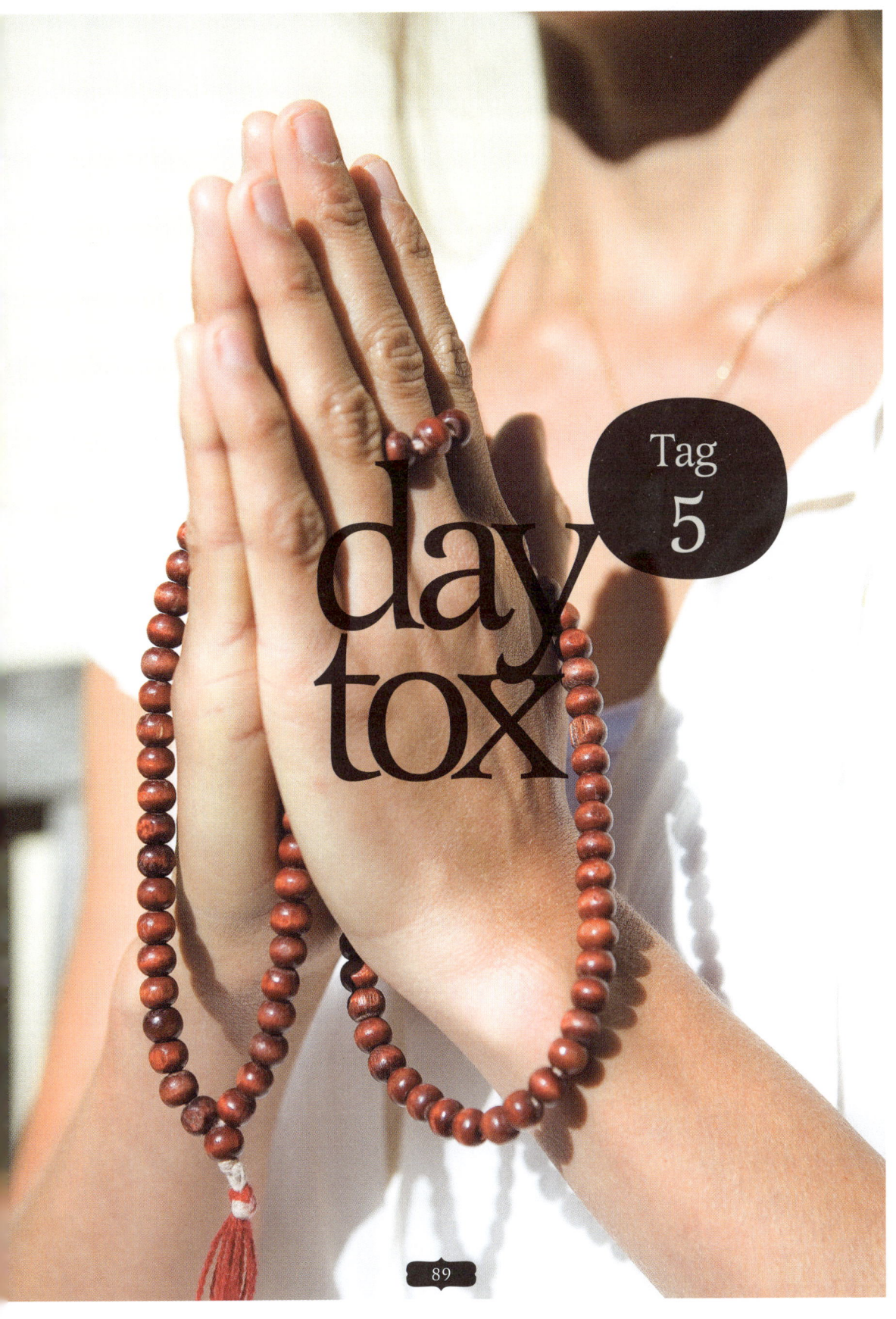

day
tox

Tag
5

»Die Angst macht den Wolf größer, als er ist.«

(deutsches Sprichwort)

KÖRPER: DIE NIEREN

Die Nieren sind zwei jeweils 150 Gramm schwere, bohnenförmige Organe. Sie befinden sich im rückennahen Teil des Bauchraumes, links und rechts vom Rückgrat, dicht unter den untersten Rippen. Der menschliche Körper enthält durchschnittlich insgesamt fünf Liter Blut. Pro Minute fließt ein Liter Blut durch die Nieren. Es ist kaum zu glauben, aber unser gesamtes Blut durchströmt die Nieren in nur fünf Minuten!

Eine Million winziger Filter bewirken, dass die Zusammensetzung und das Volumen der unterschiedlichen Körperflüssigkeiten (das Blut, die Flüssigkeit in und um die Zellen) reguliert werden.

Durch die Ausscheidung von Abfallstoffen und die Regulation der Säure-Basen-Balance sorgen die Nieren für eine optimale Zusammensetzung der Körperflüssigkeiten.

Eine gestörte Zusammensetzung der Körperflüssigkeiten kann zur Ansammlung von Harnsäure in den Gelenken führen und damit Rheuma und/oder Gicht zur Folge haben. Harnsäure ist das Endprodukt des Purinstoffwechsels. Tagtäglich bildet unser Körper neue Zellen und baut alte ab. Ein erhöhter Zellabbau sorgt dafür, dass mehr Purin produziert wird und demzufolge mehr Harnsäure entsteht. Purinreiche Nahrung führt zu einem Anstieg der Harnsäure im Körper. Solche Nahrungsmittel sind zum Beispiel Anchovis, Heringe, Makrelen, Muscheln, Sardinen, Hühnchen mit Haut, tierische Organe wie Leber, Nieren und Bries sowie hefereiche Produkte. Die Nieren regulieren aber nicht nur die Zusammensetzung, sondern auch das Volumen der Körperflüssigkeiten. Die Balance zwischen den Mineralstoffen Natrium und Kalium ist dabei von großer Bedeutung. Kalium befindet sich hauptsächlich in den Zellen, Natrium außerhalb der Zellen. Natrium bindet Wasser, und so

kann der Körper durch das Ausscheiden von Natrium Flüssigkeit verlieren. Zu viel Natrium im Körper kann wiederum zu Wassereinlagerungen (Ödemen) führen. Ist das Flüssigkeitsvolumen im Körper hoch, muss das Herz dieses größere Volumen auch zirkulieren lassen. Dadurch erhöht sich der Druck in den Blutgefäßen, und Bluthochdruck kann die Folge sein. Natrium scheint in fast allem Nahrungsmitteln enthalten zu sein: in Fertigprodukten, Saucen, Kuchen, Frühstückscerealien und Konserven. Kochsalz besteht ausschließlich aus Natriumchlorid. Natürliches Meersalz hingegen setzt sich aus 84 verschiedenen Mineralstoffen, darunter Kalium, zusammen, die sich gegenseitig ausgleichen und so weniger schnell zu (Bluthochdruck-)Beschwerden führen.

Generell nehmen wir viel zu viel Natrium in Form von Kochsalz und viel zu wenig Kalium auf. Muskeln, Nervensystem und Herz benötigen Kalium, um ordnungsgemäß funktionieren zu können. Kalium wirkt sogar blutdrucksenkend! Für das Volumen der Körperflüssigkeiten ist es also wichtig, die Aufnahme von Natrium (Kochsalz) einzuschränken und die Aufnahme von Kalium zu erhöhen.

Bananen, Avocados, Brechbohnen, Tomaten, Kartoffeln, Melone, Spinat, Trockenobst wie Rosinen und Aprikosen, Paranüsse und Pistazien enthalten viel Kalium.

Des Weiteren produzieren die Nieren Hormone. Eines davon hilft bei der Umwandlung von Vitamin D in einen Wirkstoff, den der Körper für die Kalkeinlagerung in die Knochen benötigt. Ein anderes Hormon hilft bei der Regulierung des Blutdrucks, ein weiteres fördert die Herstellung roter Blutkörperchen. Die roten Blutkörperchen wiederum sind wichtig für den Transport des Sauerstoffs durch den Körper. Unser Energielevel, unsere Gesundheit und unser allgemeines Wohlbefinden hängen davon ab. Darüber hinaus spielen die roten Blutkörperchen eine wichtige Rolle bei der Abgabe von Kohlenstoffdioxid (Kohlensäure). Kohlensäure muss vom Körper schnell wieder ausgeschieden werden, sodass die Säure-Basen-Balance nicht gestört wird und es zu keiner Gewebeübersäuerung kommt. Wenn die Nieren ordnungsgemäß funktionieren, helfen sie beim Ausscheiden von mehreren Säuren: Harnsäure und Kohlensäure. Die Säure-Basen-Balance ist für die Gesundheit sowohl kurz- als auch langfristig von enormer Bedeutung.

Die Nieren produzieren täglich 180 Liter Primärharn. Ein Großteil dieser enormen Menge Flüssigkeit wird reabsorbiert. Am Ende bleiben nur etwa zwei Liter Urin übrig. Urin enthält Wasser, Abfallstoffe (hauptsächlich Harnstoff), anorganische Salze und den gelben Farbstoff Bilirubin.

Über die Harnleiter gelangt Urin in die Harnblase, wo er kurzzeitig gesammelt wird. Die Blase liegt im Bauch hinter dem Schambein und kann etwa 400 ml Flüssigkeit fassen. Im Durchschnitt urinieren wir täglich vier bis acht Mal. Auf diese Weise verlassen die von den Nieren verarbeiteten Abfallstoffe unseren Körper.

NIERENSTEINE

Enthält die Flüssigkeit, die von den Nieren gefiltert werden muss, zu viele lösliche Stoffe (zum Beispiel Kalziumsalze), so können Kristalle entstehen. Diese Kristalle werden Nierensteine genannt. Sie können die Harnwege verstopfen, was zu kolikartigen Schmerzen führt. Eine Ernährung mit viel tierischem Eiweiß, wie Fleisch, Fisch oder Milchprodukten, oder die Aufnahme von Oxalsäure, die in Spinat, Rhabarber, Kaffee oder Schokolade enthalten ist, können Nierensteine begünstigen. Die Entstehung von Nierensteinen lässt sich verhindern, wenn diese Produkte gemieden bzw. nur in Maßen konsumiert werden. Eine weitere einfache Möglichkeit ist es, den Urin zu verdünnen. Und zwar, indem Sie einfach genug Wasser trinken! Doch wie viel ist genug?

WASSER

Eine Zeit lang war es IN, immer eine Flasche Wasser dabei zu haben, die dann auch standardmäßig auf dem Schreibtisch stand. Ständig ging die Hand zur Flasche, und wieder wurde ein halber Liter Wasser runtergekippt. Doch beim Wassertrinken kann man auch übertreiben. Mit zu viel Wasser im Körper arbeiten die Nieren auf Hochtouren. Eine Überlastung der Nieren führt schließlich zu Erschöpfung, was ein Ödem und andere Probleme hinsichtlich der Flüssigkeitsbalance zur Folge haben kann. Die Nieren »ertrinken«: Sie schaffen es nicht mehr, all die Flüssigkeit zu filtern und auszuscheiden; es bleibt zu viel im Körper zurück.

Wie viel Flüssigkeit wir aufnehmen, hängt nicht nur von der Menge an Wasser ab, die wir täglich trinken. Auch Kaffee, Tee, Saft, Gemüse und Obst enthalten viel Flüssigkeit. Pro Tag benötigen wir insgesamt nicht mehr als 1,5 bis 2 Liter Flüssigkeit.

MENTAL/EMOTIONAL

»Sich in die Hose machen« lautet eine Redewendung, die den Zusammenhang zwischen Blase/Nieren und Angst gut verdeutlicht. Offiziell steht der Begriff »Angst« für ein Gefühl von Beklemmung und Widerwille in Bezug auf ein unbestimmtes und unbekanntes Unheil in der Zukunft. Oder wie meine Yoga-Lehrerin und Freundin Hilary Brown es ausdrückt: »F.E.A.R. is: False Evidence Appearing Real.«

> ### TIPPS:
> 1. Nehmen Sie genug Ascorbinsäure (Vitamin C) zu sich. Damit verhindern Sie die Ablagerung von Oxalsäure.
> 2. Zitronensaft neutralisiert Oxalsäure.
> 3. Ersetzen Sie Kochsalz durch Meersalz.
> 4. Ernähren Sie sich kaliumreich.
> 5. Trinken Sie ausreichend, aber übertreiben Sie nicht.

»If you want to achieve greatness, stop asking for permission.«

(Eddie Colla)

Tee des Tages:
Goldrutentee
Dieser Tee wirkt entzündungshemmend und
fördert die Ausscheidung von Flüssigkeit und
Urin.

Supplement des Tages:
Spirulina
Die Alge fördert unter anderem die Reinigung des
Körpers durch die Nieren und wirkt blutreini-
gend. (Lesen Sie für die richtige Dosierung und
Einnahme die Packungsbeilage.)

Saft des Tages:
»Die schöne Schlafende«

Songs des Tages:
The Water – Feist
Don't Tremble – The Low Anthem
Angel from Montgomery – Bonnie Raitt

Buch des Tages:
Der Alchimist – Paulo Coelho

Film des Tages:
King of California

Lebensmittel für Blase und Nieren:
Quinoa
Gerste
Adzukibohnen
Kidneybohnen
Schwarzer Sesam
Walnusskerne
Apfelessig
Fenchel
Salat
Brennnessel
Gurke
Staudensellerie
Algen
Tomaten
Zwiebeln
Petersilie
Ingwer
Knoblauch
Nelken
Cranberrys
Brombeeren

ESSEN SIE WENIGER:
1. Salz
2. Tierische Eiweiße, wie Fleisch
und Milchprodukte
3. Lebensmittel, die viel
Oxalsäure enthalten, wie Kakao/
Schokolade, Bohnen, Beeren,
Rhabarber und Spinat

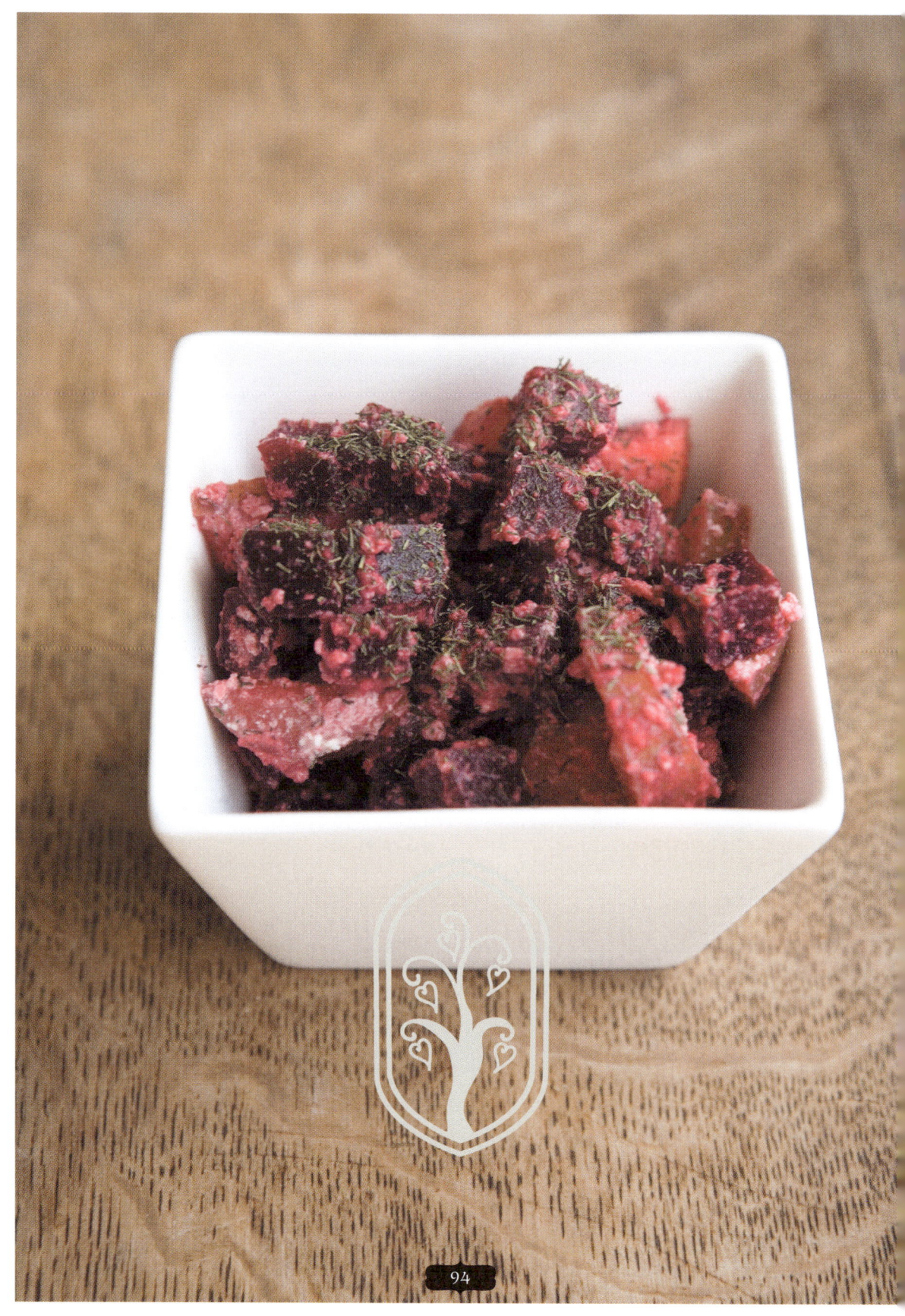

7:00 Uhr
Aufstehen
Trinken Sie ein Glas lauwarmes Wasser mit Zitronensaft.

7:05 Uhr
Duschen

7:15 Uhr
Yoga-Übungen
Yang Yoga (morgens), siehe S. 31

8:00 Uhr
Frühstück

»VANILLA Q«
Leckerer, warmer Quinoa-Brei
50 g Quinoa
1 Vanilleschote
1 Prise Kardamom
100 ml Reismilch

Quinoa zusammen mit der Vanilleschote, dem Kardamom und der Reismilch in einen Topf geben. Das Ganze aufkochen und bei niedriger Hitze 8 Minuten köcheln lassen, bis die Körner glasig werden. Den Herd ausschalten und den Brei vor dem Servieren 15 Minuten ziehen lassen.

Die Kichererbsen, die Sie gestern eingeweicht haben, können jetzt abgeschüttet und beiseite-gestellt werden (siehe S. 27). Oder besorgen Sie einen Sprossen-Mix aus dem Reformhaus.

> **TIPP:**
> Trinken Sie frischen Saft sofort oder bewahren Sie ihn zugedeckt und gekühlt (maximal einen halben Tag) auf, damit die Vitamine erhalten bleiben.

12:00 Uhr
Supplement, vor der Mahlzeit
Mittagessen

»RÜBEZAHL«
Rote-Bete-Salat mit Apfel, Kartoffeln und cremigem Tofu-Dressing
1 große Rote Bete, gekocht
1 mittelgroße Kartoffel, gekocht
½ Apfel
1 Bund Frühlingszwiebeln, in Ringe geschnitten
50 g Tofu
1 TL Apfeldicksaft
1 Schuss Zitronensaft
1 Prise Dill
1 Prise schwarzer Pfeffer

Rote Bete und Kartoffel in gleich große Würfel schneiden. Den Apfel ebenfalls in Würfel schneiden und zur Kartoffel-Rote-Bete-Mischung geben. Frühlingszwiebeln hinzufügen. Im Mixer Tofu, Apfeldicksaft, Zitronensaft, Dill und schwar-zen Pfeffer zu einer cremigen Masse pürieren. Das Dressing über die Obst-Gemüse-Mischung geben. Alles gut mischen und mit etwas extra Dill garnieren.

13:00 Uhr
Wärmebehandlung im Bett (siehe S. 20)
Dauer: 30 bis 60 Minuten

15:00 Uhr
Saft des Tages

»Die schöne Schlafende«
2 Äpfel
½ Gurke
einige große Blätter Eisbergsalat

Verarbeiten Sie Äpfel, Gurke und Eisbergsalat mithilfe eines Entsafters zu frischem Saft.

Die Adzukibohnen eine Nacht einweichen lassen. Bei niedriger Hitze in ausreichend Wasser kochen, bis die Bohnen weich (aber nicht pappig) sind. Das Öl in einer Pfanne erhitzen und die Kümmelsamen hineingeben. Zwiebel, Ingwer und Knoblauch dazugeben. Alles goldbraun braten. Dann die Gewürze (Kurkuma, Masala, Korianderpulver, Kümmelpulver, Chilipulver, schwarzer Pfeffer) hinzufügen. Gut mischen und 2 Minuten unter Rühren braten. Die Bohnen samt Kochwasser hinzufügen. Die Bohnen müssen vollständig von der Flüssigkeit bedeckt sein. Vorsichtig aufkochen und bei niedriger Hitze abgedeckt noch 20 Minuten köcheln lassen. Wenn Sie cremiges, dickes Dal bevorzugen, verwenden Sie einfach einen Stabmixer. Wenn Ihnen eine dünne Suppe lieber ist, können Sie jederzeit mehr Wasser hinzufügen. Am Ende mit frischem Koriander garnieren.

18:00 Uhr

Supplement, vor der Mahlzeit
Abendessen

Lal-Chori-Dal-Suppe aus Adzukibohnen

½ Tasse Adzukibohnen
½ EL Sonnenblumenöl
½ TL Kümmelsamen
½ kleine Zwiebel, fein gewürfelt
½ Teelöffel frischer, fein gehackter Ingwer
1 Knoblauchzehe, abgezogen und fein gehackt
1 Prise Kurkuma
¼ TL Garam masala
je 1 Prise Korianderpulver, Kümmelpulver, Chilipulver
schwarzer Pfeffer zum Abschmecken
frisch gehackter Koriander zum Garnieren

21:00 Uhr

Yoga-Übungen
Yin Yoga (abends), siehe S. 41

22:00 Uhr

Duschen

22:15 Uhr

Schlafen

»A ship is safe in harbour, but that's not what ships are for.«

(William Shedd)

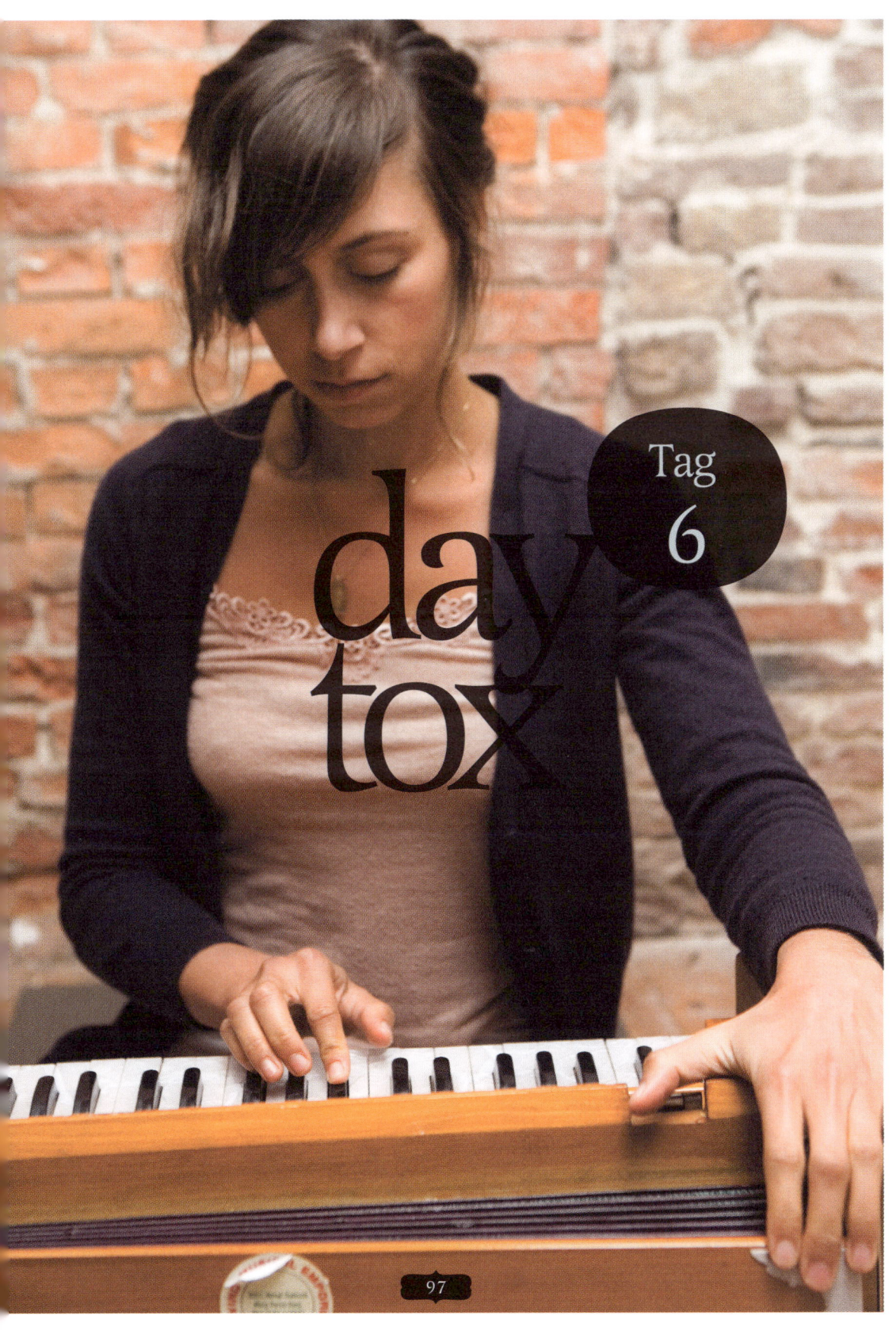

day
tox

Tag
6

»Breathe, keep calm or ... call Batman.«

(ohne Quelle)

KÖRPER: DIE LUNGE

Betrachtet man die Lunge genauer und stellt sie auf den Kopf, dann ähnelt sie einem Baum. Die Luftröhre ist der Stamm, die Bronchien sind die Äste und Zweige, und die Lungenbläschen sind die Blätter. Bäume und Lungen haben beide mit dem Austausch von Sauerstoff und Kohlendioxid zu tun. Die Lunge ist für den Gasaustausch zwischen Luft und Blut verantwortlich, sodass Stoffwechsel stattfinden kann. Der Fachbegriff für Stoffwechsel ist Metabolismus. Stoffwechsel heißt, dass im Körper eine Reihe biochemischer Prozesse stattfinden, bei denen Nährstoffe aufgenommen, Energie aus diesen Stoffen freigesetzt, Abfallstoffe verarbeitet und ein Überschuss an Stoffen eliminiert werden kann. Indem wir atmen, nehmen wir Sauerstoff auf, und Kohlendioxid kann unseren Körper verlassen. Sauerstoff benötigen wir zum Verbrennen von Nahrung und zur Freisetzung von Energie. Dadurch können wir das tun, was wir tun möchten. Beim Verdauen von Nahrung entsteht Kohlendioxid, das der Körper beim Ausatmen ausscheidet. Die eingeatmete Luft gelangt durch die Luftröhre in die Bronchien und von dort über die Bronchiolen in die Lungenbläschen. Sauerstoff fließt also erst durch die Luftröhre und dann durch immer dünnere Röhren.

Die Oberfläche der Lungenbläschen beträgt ganze 200 m². In den Bläschen findet der Gasaustausch (von Sauerstoff in Kohlendioxid) statt. Die Lunge ist ein schwammartiges Organ, bestehend aus zwei Lungenflügeln. Der rechte Lungenflügel ist etwas größer als der linke und besteht aus drei Lungenlappen. Nur 5 % aller Menschen besitzen auch links drei Lungenlappen, der Rest hat zwei. Dort wird der Platz des dritten Lungenlappens vom Herz eingenommen. Die Lunge liegt im Brustkasten weit oben, hinter den Rippen und über dem Zwerchfell. Das Zwerchfell, auch als Diaphragma bezeichnet, ist ein kuppelförmiger Muskel und einer der wichtigsten Atemmuskeln!

Die Lunge ist von einer Haut, dem Lungenfell, überzogen, während die Brusthöhle vom Brustfell ausgekleidet ist. Zwischen diesen beiden Häuten, die auch Pleura genannt werden, liegt die Pleurahöhle. Sie ist mit einer Flüssigkeit gefüllt, und zwar so, dass ein Vakuum entsteht. Die Pleura kann sich – trotz des Vakuums – verschieben. Die Pleurahöhle ist luft- und flüssigkeitsdicht verschlossen. Beim Einatmen werden die Rippen von den Zwischenrippenmuskeln nach oben gezogen und das Zwerchfell nach unten gedrückt. Dabei dehnt sich die Brusthöhle aus. Die Lungen öffnen sich und saugen Luft ein. Wir atmen aus, wenn die Muskeln entspannen. Dann hebt sich das Zwerchfell und das Volumen des Brustraums nimmt ab. Das Gesamtvolumen der Lungen liegt zwischen 5 und 7 Litern!

Die Atmung wird vom Atemzentrum kontrolliert. Ist die Kohlendioxidkonzentration im Blut zu hoch, sendet das Atemzentrum ein Signal, damit wir einatmen. Dadurch steigt die Sauerstoffkonzentration, und es sinkt die Kohlendioxidkonzentration.

SMOKE THEM OUT

Was Rauchen und Lungen verbindet, ist mehr als deutlich. Doch betrachten wir kurz genauer, warum Rauchen für Gesundheit, Lungen und Detox-Prozess so schädlich ist. Eine Zigarette enthält etwa 4.000 verschiedene schädliche Chemikalien. Die meisten davon sind karzinogen, also krebserregend. Die Chemikalien reichen von Arsen (Rattengift) über Zyankali (bei der Goldgewinnung eingesetzt) und Ammonium (in Reinigungsmitteln) bis hin zu Butan (entflammbare Flüssigkeit in Feuerzeugen). Nikotin ist einer der Hauptbestandteile von Tabak. Es gilt als starke Droge, die die Gehirnaktivität erhöht und das Nervensystem aktiviert. Nikotin regt das Gehirn zur Freisetzung des Glückshormons Dopamin an, das Raucher (vorübergehend) aufmerksamer und fröhlicher macht. Nikotin wirkt bereits 10 Sekunden nach dem Inhalieren! Doch nach einer Weile passt sich das Gehirn an, und das gute Gefühl, das der Tabak verursacht, flaut ab. So entsteht ein Bedürfnis nach mehr. Tabak macht nicht nur körperlich abhängig. Auch mit dem Rauchen verbundene Rituale können süchtig machen. Viele Raucher koppeln ihr Rauchverhalten an Emotionen. Bei Stress oder Ärger zünden sie sich eine Zigarette an. Nikotin erhöht Herzschlag und Atemfrequenz, was zu einem Gefühl von Unruhe führt. Kurzum, Rauchen bedeutet Stress, Stress und nochmals Stress: Aufgrund der Chemikalien ist es säurebildend, krebserregend und extrem aktivierend für das Nervensystem.

Trotz dieses insgesamt negativen Bildes bleibt meine Oma weiter positiv und ist sich sicher: »Räucherfleisch vergeht nicht.« Raucher mit schlechter Kondition können nur etwa 2,5 Liter einatmen, während trainierte Sportler auch mal 6 Liter schaffen!

EINATMEN, AUSATMEN

Die meisten Menschen atmen nicht gut. Atmung wird als etwas Selbstverständliches betrachtet. Wie oft sind wir uns tatsächlich der Bedeutung des Atmens für unsere Gesundheit und unser(e) Leben(-squalität) bewusst? Wir überleben ein paar Tage ohne Wasser, ein paar Wochen ohne Nahrung, aber nur wenige Minuten ohne Luft!

Gute Atmung lässt sich lernen. Trainieren Sie Ihre Muskeln durch Atemübungen. Zwischen den Rippen liegen die Zwischenrippenmuskeln. Ist die Atmung nicht tief genug, werden diese Muskeln schwächer. Die Folgen sind ein geringeres Brustvolumen und somit weniger Platz zum Ausdehnen sowie weniger Flexibilität zum Ausatmen des Kohlendioxids. Direkt unter der Lunge liegt das Zwerchfell. Dieser kuppelförmige Muskel wird beim Einatmen nach unten gedrückt, wobei er die Bauchorgane massiert, und kommt beim Ausatmen wieder nach oben.

Die meisten Menschen atmen sehr oberflächlich in die Brust: die sogenannte Brustatmung. Die Schultern sind hochgezogen, die Atmung geht schnell, und die Luft kommt nicht weiter als zum Brustbein. Im Idealfall atmen wir in alle fünf Richtungen: ins Zwerchfell (unten), zu den Zwischenrippenmuskeln (links und rechts), zum Rücken (hinten) und in die Brust (vorn).

Eine hohe, oberflächliche Atmung hat zur Folge, dass wir uns gehetzt, müde und gestresst fühlen. In schwierigen Situationen reagieren wir dadurch unflexibler, und unser Allgemeinzustand wird negativ beeinflusst. Wenn wir nicht genug Sauerstoff aufnehmen und unnötig Kohlendioxid im Körper behalten, wird dieser immer saurer. Tiefes, regelmäßiges Atmen gibt Energie, verbessert Immunabwehr und Ausdauer und sorgt für ein entspanntes und wohliges Gefühl.

TIPPS:
1. Ruhiges, tiefes Atmen ist der Schlüssel zu einem entspannten Gefühl.
2. Wenn Sie gestresst sind oder eine wichtige Entscheidung treffen müssen, atmen Sie einige Male tief ein. Reagieren Sie nicht sofort. Atmen macht den Kopf frei und steigert das Denkvermögen.
3. Praktizieren Sie eine Yoga-Form, in der die Atmung im Mittelpunkt steht, wie Ashtanga (Vinyasa).
4. Kleben Sie ein Post-it an den Computer: SCHULTERN RUNTER! Je höher die Schultern, desto höher und oberflächlicher die Atmung!
5. Schwitzen Sie, was das Zeug hält. Sport erhöht die Lungenkapazität.

MENTAL/EMOTIONAL

Das Erste, was Sie nach Ihrer Geburt gemacht haben, war schreien. Unser Instinkt sorgt dafür, dass wir als Neugeborene munter drauflosbrüllen. So werden die Lungen mit Sauerstoff gefüllt und entfalten sich. Jeder starke Weinkrampf beginnt in den untersten Bereichen der Lunge. Es wird tief ein- und schnell ausgeatmet, wodurch ein schluchzendes Geräusch entsteht. In diesem Beispiel wird die Beziehung zwischen Lunge und Kummer deutlich.

Unser Gehirn hat zwei Hälften mit jeweils unterschiedlicher Form und Funktion. Rationales, analytisches und logisches Denken gehört zur linken Gehirnhälfte. Emotionalität passt zur rechten Gehirnhälfte. Meist ist es so, dass eine Gehirnhälfte dominiert. Deshalb sind manche Menschen besser in Mathe, während andere besser zeichnen können. Inspiration und Kreativität gehören – ebenso wie Emotionalität – zur rechten Hälfte.

Der lateinische Begriff für Einatmen lautet »inspirare«; Inspiration ist davon abgeleitet.

Singen und Musik gelten als Gipfel der Kreativität. Wer singt, muss lernen, seine Atmung gut zu beherrschen, wobei zahlreiche Atemübungen zum Einsatz kommen. In der Stimm- und Gesangstherapie lernt man, Gefühle zu äußern. Der chinesischen Medizin zufolge gibt es für die Lungenenergie nichts Besseres als Singen.

Nicht jeder versteht sich selbst als kreativ, dabei haben wir alle kreatives Potenzial. Kreativ sein bedeutet nämlich nicht mehr, als »etwas zu machen«. Und das kann jeder von uns! Jeder ist kreativ. Nur sind einige Menschen dabei erfolgreicher als andere.

> **TIPP:**
> Beobachten Sie beim Atmen, was einfacher ist: das Ein- oder das Ausatmen. Wenn Ihnen das Einatmen Probleme bereitet, haben Sie wahrscheinlich Mühe damit, zu empfangen. Und wenn das Ausatmen schwieriger ist, tun Sie sich vermutlich schwer damit, sich gehen und einfach mal loszulassen. Wenn sowohl Ein- als auch Ausatmung reibungslos verlaufen, heißt das, dass Sie gut mit Veränderungen umgehen können.

»The true artist helps the world by revealing mystic truths.«

(Bruce Nauman)

Tee des Tages:
Salbeitee
Salbeitee hilft gegen Husten und stärkt die
Lungen. Außerdem wirkt er entzündungs-
hemmend.

Supplement des Tages:
Lungenkraut-Tinktur
Sie ist schleimlösend und lindernd, stärkt die
Lungen und wirkt unterstützend bei Husten,
Bronchitis und Lungenentzündung. (Lesen
Sie für die richtige Dosierung und Einnahme
die Packungsbeilage.)

Saft des Tages:
»Bryan-Adams-Ananassaft«

Songs des Tages:
Breathe – Alexi Murdoch
Au Port Live – Camille
Just Breathe – Eddie Vedder

Buch des Tages:
Das Geheimnis der Bäume:
Ein Bilderbuch aus Indien –
Durga Bai, Bhajju Shyam &
Ram Singh Urveti

Film des Tages:
Frida

Lebensmittel für die Lungen:
rote Paprika
Spinat
Grünkohl
Kohl
Zucchini
Zwiebel
Knoblauch
grüner Tee
Kürbiskerne
Ingwer
Knoblauch
Rosmarin
Ananas
Beeren
Apfel
Tomate

ESSEN SIE WENIGER:
1. Kohlenhydrate. Bei der
Verdauung von Kohlenhydraten
wird mehr Kohlendioxid freigesetzt.
Eine kohlenhydratarme Diät kann Menschen
mit Problemen bei der Atmung helfen!
Essen Sie statt Kohlenhydraten mehr Fette.
Diese produzieren weniger Kohlendioxid.
2. Reis, Mais, Weizen, Soja- und Milchprodukte. Sie sind schleimbildend.
Und hören Sie auf zu rauchen!!!

Tagesprogramm 1234567

7:00 Uhr
Aufstehen
Trinken Sie ein Glas lauwarmes Wasser mit
Zitronensaft.

7:05 Uhr
Duschen

7:15 Uhr
Yoga-Übungen
Yang Yoga (morgens), siehe S. 31

8:00 Uhr
Frühstück

Bratäpfel aus dem Backofen mit Zimt und Kürbiskernen
2 Äpfel
Saft einer ½ Zitrone
1 Prise Zimt
1 Handvoll Kürbiskerne

Die Kerngehäuse der Äpfel entfernen und die
Äpfel auf ein Backblech geben. Mit Zitronensaft
beträufeln und mit Zimt bestauben – auch im
Inneren, wo das Kerngehäuse war. Im vorgeheiz-
ten Backofen bei 180 °C 40–45 Minuten backen.
Die Äpfel sind fertig, wenn sie langsam zusam-
menfallen und innen weich sind. In einer sauberen
Pfanne die Kürbiskerne rösten, bis sie hellbraun
werden und zu platzen beginnen. Die Bratäpfel
damit füllen und garnieren. 10 Minuten abkühlen
lassen.

11:30 Uhr
Supplement

TIPPS:
1. Singen Sie!
2. Tun Sie!
(Ist mit einem Buch von Keri Smith
perfekt umzusetzen.)
3. Weinen Sie!
(Schluchzendes Weinen ist besser
als jede Atemübung.)
4. Atmen Sie!
5. Bewundern Sie!
(Die fantastischen Illustrationen
im Buch des Tages:
Das Geheimnis der Bäume)

12:00 Uhr

Mittagessen

Buchweizen mit Curry aus Zucchini und Spinat mit leckerem Ananas-Chutney

1 TL Sonnenblumenöl
1 TL Kümmelsamen, 1 TL Ingwerpulver
1 TL Zimt, 5 Pfefferkörner
½ cm frischer Ingwer, geschält und geraspelt
¼ Aubergine, gewürfelt
4 Scheiben Ananas, gewürfelt
1 kleine Handvoll Rosinen
3 Datteln, ohne Kerne, gewürfelt
2 Medjool Datteln ohne Kerne, gewürfelt
100 ml Ananassaft
1 TL Agavensirup

50 g Buchweizen
jeweils ½ TL Kümmelpulver, Ingwerpulver,
Kurkuma, Kardamom, Korianderpulver, Zimt
1 Prise Asant
4 TL Sonnenblumenöl
1 Zwiebel, fein gewürfelt
½ Zucchini, gewürfelt
100 ml passierte Tomaten
100 g Blattspinat

Für das Chutney das Sonnenblumenöl in die Pfanne geben und darin Kümmel, Ingwerpulver, Zimt und Pfefferkörner rösten, bis sich das Aroma entfaltet. Nacheinander den frischen Ingwer, dann die Aubergine und zum Schluss Ananas, Rosinen, Datteln, Ananassaft und Agavensirup dazugeben. Alles kurz aufkochen und abgedeckt bei niedriger Hitze etwa 45 Minuten köcheln lassen, bis das Chutney eingedickt ist. Noch kurz abkühlen lassen.

100 ml Wasser und Buchweizen zum Kochen bringen und bei niedriger Hitze abgedeckt den Buchweizen in 15 Minuten gar kochen. Wenn das Wasser verschwunden ist und die Körner klebrig sind, den Buchweizen umrühren und bis zum Servieren warmstellen.

TIPPS:
* Ersetzen Sie den Buchweizen nach Wahl durch braunen Reis.
* Sie können auch Blattspinat aus der Tiefkühltruhe verwenden. Achten Sie darauf, dass es kein Cremespinat ist.
* Bereiten Sie etwas mehr Chutney zu, bewahren Sie es gekühlt und portioniert auf, und essen Sie es in der Aufbauperiode.
* Achten Sie darauf, nicht zu viel Chutney zu essen. Der süße Geschmack verleitet dazu, mehr zu essen als nötig.

Aus den indischen Gewürzen (Kümmel bis Asant) und 2 Teelöffeln Sonnenblumenöl einen Brei zubereiten. Das restliche Sonnenblumenöl in einer Pfanne bei mäßiger Hitze erhitzen. Die Zwiebel darin glasig dünsten, Gewürzbrei unterrühren. Wenn sich das Aroma entfaltet, die Zucchiniwürfel dazugeben. 1 bis 2 Minuten unter Rühren braten.

Dann die passierten Tomaten unterrühren. 10 Minuten köcheln lassen. Anschließend den Spinat unterheben. 5 Minuten bei niedriger Hitze ziehen lassen. Anschließend mit dem Buchweizen und dem Chutney servieren.

13:00 Uhr

Wärmebehandlung im Bett (siehe S. 20)
Dauer: 30 bis 60 Minuten

15:00 Uhr

Saft des Tages

»Bryan-Adams-Ananassaft«

½ Ananas, geschält, gewürfelt und ohne Strunk
2 ½ cm frischer Ingwer, geschält
2 Pfirsiche, in große Stücke geschnitten
Ananasblätter zum Garnieren

Ananas und Ingwer in den Entsafter geben. Den Ananas-Ingwer-Saft zusammen mit den Pfirsichen pürieren. Saft in ein Cocktailglas füllen und mit Ananasblättern verzieren.

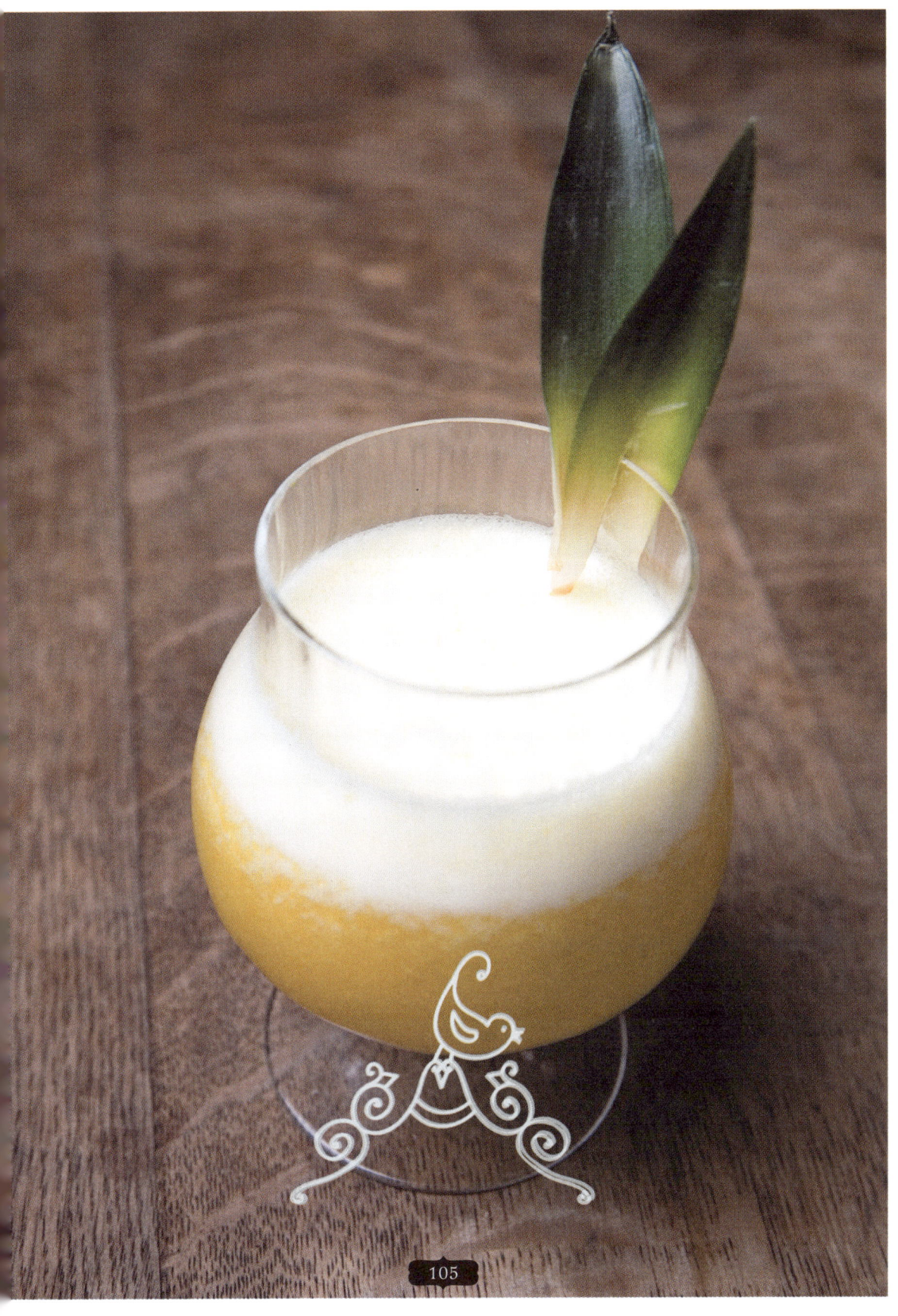

17:30 Uhr
Supplement

18:00 Uhr
Abendessen

Gegrillte-Paprika-Suppe mit Knoblauch
2 kleine rote Paprikas
1 Knoblauchzehe
1 Zwiebel
3 Tomaten
ungesalzene Brühe
5 frische Basilikumblätter
1–2 TL Olivenöl
schwarzer Pfeffer

Die Kappe der Paprikas leicht einschneiden und die Paprikas im Backofen bei 180 °C für 45 Minuten grillen. Knoblauch und Zwiebel (samt Schale) ebenfalls in den Ofen geben, um sie zu grillen. Die Paprikas sind fertig, wenn sie weich sind und die Schale beginnt, schwarz zu werden. Aus dem Ofen nehmen und 10 Minuten in eine geschlossene Plastiktüte legen. Knoblauchzehe und Zwiebel ebenfalls herausnehmen, kurz abkühlen lassen und abziehen. Die Tomaten kreuzförmig einschneiden und 10 Minuten in heißes Wasser legen. Das Wasser abgießen und die Tomaten schälen. Den Strunk entfernen. Die Paprikas aus dem Beutel nehmen und schälen. Die Tomaten, Paprikas, Knoblauchzehe und Zwiebel in den Mixer geben. Etwas Wasser, ungesalzene Brühe, frisches Basilikum, Olivenöl und schwarzen Pfeffer hinzufügen und alles cremig pürieren. Mit frischem Basilikum servieren.

21:00 Uhr
Yoga-Übungen
Yin Yoga (abends), siehe S. 41

22:00 Uhr
Duschen

22:15 Uhr
Schlafen

»The function of music is to release us from the tyranny of conscious thought.«

(Sir Thomas Beecham)

day tox

»Live simply so that others may simply live.«

(Mahatma Gandhi)

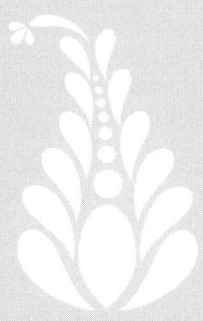

KÖRPER: DIE HAUT

Die Haut ist das größte Organ unseres Körpers. Sie ist so schwer wie kein anderes Organ und das Einzige, das sich ganz ohne eine Operation betrachten lässt. Die Haut ist unser primärer Schutz gegen schädliche Einflüsse von außen und sorgt dafür, dass wir nicht so schnell überhitzen, unterkühlen oder austrocknen. Mithilfe der Nerven in der Haut können wir fühlen und komplexe Handlungen verrichten. Die Haut ist unser wichtigstes Reinigungsorgan. Wenn wir schwitzen, werden Abfallstoffe aus dem Körper geschwemmt. Das Abstoßen über die Haut kostet viel weniger Energie als die Ausscheidung über Nieren, Leber oder Darm.

Die Haut besteht aus mehreren Schichten. Die oberste Schicht ist die Oberhaut (Epidermis). Darunter befindet sich die Lederhaut (Dermis). Zusammen bilden diese beiden Schichten die Cutis. Die unterste Schicht heißt Unterhaut (Subcutis).

Der äußere Teil der Oberhaut, den wir fühlen, wenn wir jemanden berühren, ist die Hornschicht. Sie besteht aus toten Zellen, die letztendlich abgestoßen werden und eine neue (tote) Hornschicht freilegen. Die Hornschicht ist der Teil der Haut, den wir sehen und fühlen. An einigen Stellen des Körpers ist die Hornschicht dicker, zum Beispiel an Fußsohlen und Handflächen.

Nägel, Haare, Schweiß- und Talgdrüsen sind allesamt Teile der Haut.

Die Zellen der Oberhaut enthalten Pigmente. Je mehr Pigmente die Haut enthält, desto dunkler ist ihre Farbe. Wird die Haut regelmäßig ultravioletter (UV-)Strahlung ausgesetzt, so bilden sich in ihr mehr Pigmente, und man wird braun. Pigmente haben die Aufgabe, das darunterliegende Gewebe vor UV-Strahlung zu schützen.

Unsere Haut ist in der Lage, sich zu regenerieren. Im Durchschnitt erneuert sich die Oberhaut innerhalb von 30 Tagen vollständig. Unter der Oberhaut liegen feine Kollagenfasern und Netzwerke aus elastischen Fasern. Die Lederhaut ist für die Stabilität verantwortlich. Sie besteht aus dichtem Bindegewebe, Talgdrüsen, Schweißdrüsen, Haarwurzeln, Blutgefäßen und Nerven. Die Unterhaut besteht überwiegend aus Fett und dient als Fettspeicher. Das Fett sorgt dafür, dass wir nicht so schnell frieren, und bietet einen Energievorrat für Notzeiten. Die Dicke der Unterhaut variiert stark. Am Schambein ist sie am dünnsten, an Bauch, Po und Rücken am dicksten.

Die Oberfläche unserer Haut ist pro Quadratzentimeter mit 8 Millionen Bakterien bedeckt. Diese bestehen aus etwa 1.000 verschiedenen Arten und leisten einen wichtigen Beitrag für den Erhalt unserer Gesundheit. Sie schützen uns vor schädlichen Bakterien und Mikroorganismen und sorgen dafür, dass keine Infektionen entstehen. Wichtig für den Erhalt der Hautflora und der guten Bakterien ist der konstante Säuregrad dieser Schicht (pH 5,8). Wir sollten also darauf achten, unsere Haut nicht zu sehr zu reinigen. Bei übermäßiger Pflege trocknet die Haut aus. Die guten Bakterien verschwinden, und unsere Immunabwehr wird geschwächt.

Die Verwendung feuchtigkeitsspendender Cremes gegen trockene Haut hilft leider nicht. Diese Cremes können keine Feuchtigkeit spenden, da unsere Haut nicht »leckt«. Wenn dem so wäre, würden wir immer dann, wenn wir ein Bad nehmen, mit Wasser volllaufen. Die Flüssigkeit, die unsere Haut benötigt, kommt nicht von außen, sondern von innen. Viel besser ist daher eine gesunde, ausgewogene Ernährung und ausreichend Flüssigkeit aufzunehmen. Ihre Haut wird jedoch geschmeidiger und gepflegter, wenn Sie eine dünne Schicht Öl auftragen.

Nichtsdestotrotz ist unsere Haut durchaus in der Lage zu absorbieren. Man nehme nur Nikotinpflaster, die Nikotin über die Haut ins Blut abgeben. Auch allerlei chemische (Schad-)Stoffe, unter anderem Kosmetika, können über die Haut den Weg in unseren Körper finden.

READY SWEAT ... GO!

Durch Schwitzen verlieren wir über die Schweißdrüsen der Haut Flüssigkeit. Diese Schweißdrüsen gibt es überall in der Haut, vor allem jedoch im Gesicht und in der Kopfhaut. Innerhalb eines Tages verlieren wir zwischen 600 und 900 ml Schweiß. Dieser besteht aus Natriumchlorid (Salz) und zwei Stoffen mit desinfizierender Wirkung. Die Schweißdrüsen lassen sich in zwei Unterkategorien aufteilen: exokrin und apokrin.

Exokrine Schweißdrüsen sind wichtig für eine gleichbleibende Körpertemperatur. Steigt – durch Fieber oder Anstrengung – die Körpertemperatur, dann beginnt der Körper, Schweiß zu produzieren, wodurch der Körper abkühlt. Apokrine Schweißdrüsen geben außer Flüssigkeit auch Duftstoffe ab; die sogenannten Pheromone, die bei Mensch und Tier dafür sorgen, dass Artgenossen erkannt, das Territorium markiert und die (sexuelle) Anziehungskraft gesteigert wird. Die apokrinen Schweißdrüsen treten erst ab der Pubertät in Aktion. Auch wenn wir Angst haben oder emotional reagieren, kann uns der Schweiß ausbrechen. Wir schwitzen dann fünf Mal so viel und viel schneller als bei körperlicher Anstrengung.

Wir können die Schweißproduktion und die Reinigung unseres Körpers fördern, indem wir ein heißes Bad nehmen, in die Sauna gehen (siehe S. 19) und uns in einer heißen Umgebung intensiv bewegen, wie beim Bikram-Yoga. Im Allgemeinen verlieren wir pro Tag im Schnitt zwischen 1.600 und 2.600 ml Flüssigkeit durch Schwitzen, Urinieren, Atmen und Stuhlgang. Durchschnittlich nehmen wir 850 ml Flüssigkeit über feste Nahrung auf, 350 ml kommen aus dem Stoffwechsel und zwischen 400 und 1.400 ml müssen wir trinken. So ersetzen wir das, was wir verlieren. Wer viel schwitzt, weil er Sport treibt, in die Sauna geht oder in einem warmen Klima lebt, muss seine Flüssigkeitsaufnahme anpassen und dafür sorgen, die verlorenen Mineralstoffe wieder aufzufüllen. Kokoswasser, das isotonisch ist und viele Mineralstoffe enthält, zieht Wasser in die Körperzellen und ist ideal, um die verlorene Flüssigkeit wieder aufzufüllen. Es enthält mehr Kalium als eine Banane, zahlreiche Oxidantien (die gut sind für die Haut) und unterstützt die Reinigung des Körpers.

MENTAL/EMOTIONAL

Die Haut ist die Grenze zwischen unserem Körper und unserer Umgebung. Über die Haut stehen wir in direktem Kontakt zur Luft um uns herum. Selbst ohne dass wir eine Person berühren, sind wir mit unserem Umfeld verbunden. Wir atmen die Luft ein, die ein anderer gerade ausgeatmet hat. Das, was ein Teil seines Körpers war, ist jetzt ein Teil von uns. Die Redewendung »in jemandes Haut schlüpfen« bedeutet, diesen Jemand besser kennenzulernen. Der Abstand zwischen ihm und uns wird kleiner. Kontakt, du, ich, die Welt und das Arbeiten mit Grenzen sind Themen, die zur Haut gehören. Tiere markieren ihr Revier, weil sie Sicherheit und Nahrung benötigen. Sie suchen sich eine Umgebung, die nicht zu klein ist (zu wenig Nahrung liefert) und nicht zu groß ist (unbewachbar, also unsicher). Die eigenen Grenzen bestimmen zu können, ist für sie überlebenswichtig. Auch für Menschen ist es wichtig, die eigenen Grenzen anzugeben.

»Life is a journey from I to We.«

(John Penberthy)

Tee des Tages:
Brennnesseltee
Wirkt haut- und blutreinigend; unterstützt bei
Ekzemen, Akne, Juckreiz und Ausschlag.

Supplement des Tages:
Weizenkeimöl(-kapseln)
Wirkt lindernd bei trockener, irritierter Haut und
Ekzemen. Das Öl hält die Haut geschmeidig und
jung. (Lesen Sie für die richtige Dosierung und
Einnahme die Packungsbeilage.)

Saft des Tages:
»Manga Sangha«

Songs des Tages:
Take My Heart – Soko
Zebra – Beach House
Al – Paul Simon

Bücher des Tages:
To Bee or Not to Bee: Das größte Geschenk
ist die Gegenwart – John Penberthy

Film des Tages:
Into the Wild

Lebensmittel für die Haut:
Brennnessel
grüner Tee
Avocado
Gurke
Sprossen
Soja (Tofu, Tempeh)
Erdnussbutter
Nährhefeflocken
Salat, alle Arten
Mango
Blaubeeren
Tomaten, erhitzt
Kokoswasser
Wasser

ESSEN SIE WENIGER:
1. Milchprodukte (Sahne, Käse,
Milch). Es ist bewiesen, dass Milchprodukte sich negativ auf die Haut
auswirken und Pickel oder Akne
verursachen können.
2. Nahrung mit einem hohen glykämischen
Index (siehe S. 82). Untersuchungen zufolge
verschlimmern sich Pickel und Akne,
wenn die Ernährung viele Produkte
mit hohem GI-Wert enthält.
3. Schokolade.

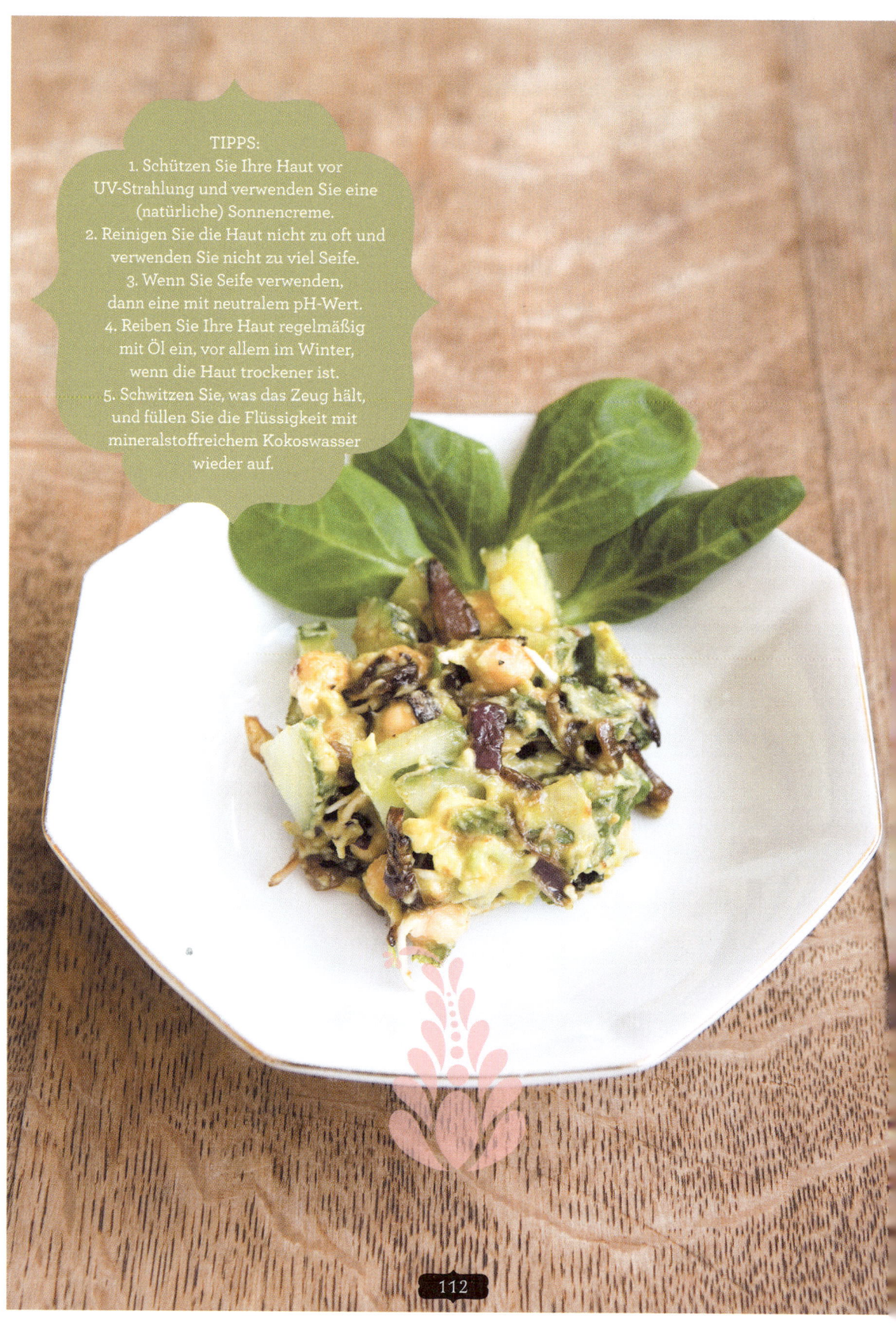

TIPPS:
1. Schützen Sie Ihre Haut vor
UV-Strahlung und verwenden Sie eine
(natürliche) Sonnencreme.
2. Reinigen Sie die Haut nicht zu oft und
verwenden Sie nicht zu viel Seife.
3. Wenn Sie Seife verwenden,
dann eine mit neutralem pH-Wert.
4. Reiben Sie Ihre Haut regelmäßig
mit Öl ein, vor allem im Winter,
wenn die Haut trockener ist.
5. Schwitzen Sie, was das Zeug hält,
und füllen Sie die Flüssigkeit mit
mineralstoffreichem Kokoswasser
wieder auf.

Tagesprogramm

7:00 Uhr
Aufstehen
Trinken Sie ein Glas lauwarmes Wasser mit Zitronensaft.

7:05 Uhr
Duschen

7:15 Uhr
Yoga-Übungen
Yang Yoga (morgens), siehe S. 31

Beginnen Sie die beiden heutigen Yoga-Stunden mit dem Segensspruch Lokah Samastah Sukhino Bhavantu: May all beings everywhere be happy and free, and may the thoughts, words and actions of my own life in some way contribute to that happiness and that freedom for all. Zu Deutsch: Mögen alle Wesen Glück und Freiheit erfahren und mögen meine Gedanken, Worte und Taten dazu beitragen, dieses Glück und diese Freiheit für alle möglich zu machen.

8:00 Uhr
Frühstück

»Forever Young«-Frühstücksshake
¼ Avocado (den Rest für das Mittagessen aufbewahren)
1 Handvoll Blaubeeren
1 Banane
1 große Medjool Dattel, entkernt
50 ml Jasmintee, Ziehzeit 2 Minuten
150 ml Reismilch
1 TL Weizenkeimöl
Weizenkeime zum Garnieren

Alle Zutaten zu einer cremigen Masse pürieren. In ein großes Glas geben und mit einigen Weizenkeimen garnieren. Das Weizenkeimöl ist bereits im Shake enthalten und muss daher nicht extra als Supplement eingenommen werden.

12:00 Uhr
Supplement, vor der Mahlzeit
Mittagessen

»Avocado mit Herz«
Salat aus Avocado, Gurke und Feldsalat
1 TL Sonnenblumenöl
1 rote Zwiebel, gewürfelt
1 Schuss Balsamico-Essig
¼ Gurke, geschält und gewürfelt
1 Handvoll gekeimte Kichererbsen
½ Avocado, gewürfelt
Saft einer ¼ Zitrone
schwarzer Pfeffer
4 frische Minzblätter
1 Handvoll Feldsalat

Das Sonnenblumenöl in einer Pfanne erhitzen und die rote Zwiebel darin glasig dünsten. Den Balsamico-Essig über die Zwiebel träufeln, bis sie komplett bedeckt ist. Abkühlen lassen. Gurke, gekeimte Kichererbsen und Avocado mischen. Die Avocado darf sich auflösen! Alles mit etwas Zitronensaft beträufeln und mit schwarzem Pfeffer würzen. Die frischen Minzblätter in kleine Streifen hacken und dazugeben. Auch die abgekühlte rote Zwiebel hinzufügen. Alles gut mischen. Mit Feldsalat servieren.

TIPPS:
Als Beilage zum Mittagessen können Sie beispielsweise Reiswaffeln essen. Mit Marmelade, Tahin oder Honig schmecken sie auch sehr gut als Snack.

13:00 Uhr

Wärmebehandlung im Bett (siehe S. 20).
Dauer: 30 bis 60 Minuten.

15:00 Uhr

Saft des Tages

»Manga Sangha«
2 Äpfel
⅓ Mango
1 Prise Kardamom

Die Äpfel in den Entsafter geben und entsaften.
Die Mango würfeln. Etwas Kardamom dazugeben. Im Mixer alles zu einem glatten Smoothie
pürieren. Wenn Ihnen mehr echter Saft lieber ist,
geben Sie einfach die Mango zusammen mit den
Äpfeln in den Entsafter.

18:00 Uhr

Abendessen

»Gazpacho à la Kyra«
3 kleine Tomaten
¼ Gurke, gewürfelt
¼ rote Paprika, gewürfelt
1 Knoblauchzehe, geschält
100 ml ungesalzene Brühe
1 Stange Sellerie

Die Tomaten kreuzförmig einschneiden und
danach 10 Minuten in heißes Wasser geben.
Aus dem Wasser nehmen und die Schale entfernen. Die Tomaten würfeln. Einige Tomaten-
und Gurkenwürfel als Garnitur zurückbehalten.
Tomaten zusammen mit Gurke, Paprika, Knoblauch und Brühe pürieren. Bei Bedarf etwas
Wasser hinzufügen. Gazpacho in ein Glas füllen,
mit Tomaten- und Gurkenwürfeln und einer
Stange Sellerie garnieren.

TIPPS:
1. Kommunizieren Sie klar und
deutlich: Sagen Sie, was Sie wollen,
und wollen Sie, was Sie sagen.
2. Üben Sie sich in Selbstbehauptung.
3. Stellen Sie sich die Frage: Will ich das,
oder ist das der Wunsch eines anderen?
4. Gehen Sie auf Abstand. Ziehen Sie
sich aus heftigen Situationen zurück
und suchen Sie Ruhe.
5. Machen Sie sich bewusst, dass wir alle
miteinander verbunden sind, und
behandeln Sie andere so, wie Sie selbst
behandelt werden möchten.

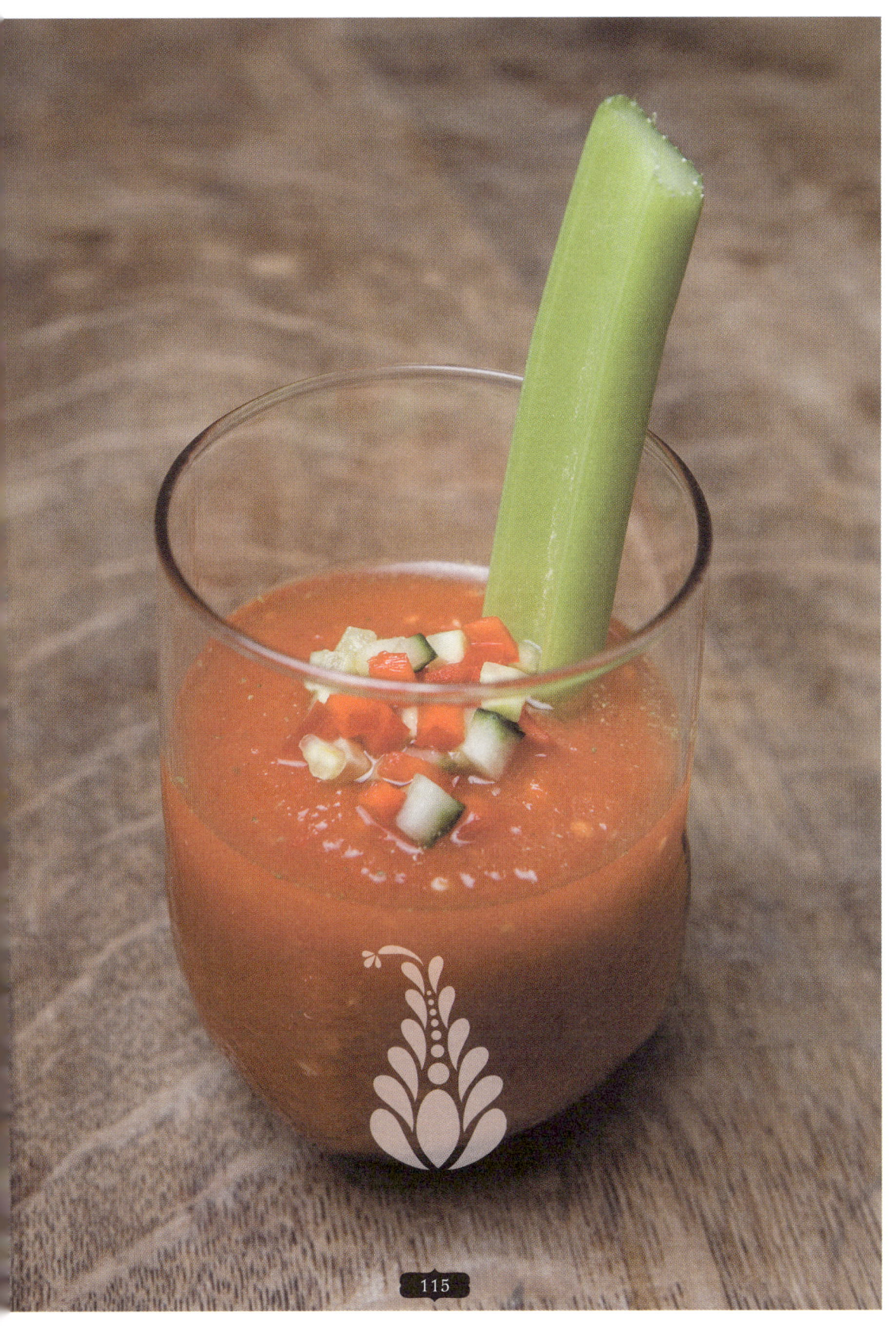

21:00 Uhr

Hautmassage

Heute gibt es kein Yoga, sondern eine Belohnung für die Haut!

Abyanga

Abyanga bedeutet Selbstmassage. Sie haben die Wahl zwischen Kokosöl (kühlend), Sesamöl (wärmend) oder Mandelöl (pflegend).

Schritt 1: Lassen Sie warmes Wasser über die Flasche Massageöl laufen oder nutzen Sie einen Babyflaschenwärmer. Bei letzterem geben Sie das Öl in die Babyflasche und vergrößern das Loch. Erwärmen Sie das Öl in der Flasche.

Schritt 2: Tragen Sie das warme Öl mit einem Esslöffel auf die Kopfhaut auf.

Schritt 3: Mit den Fingerspitzen aktiv in kleinen, kreisenden Bewegungen einmassieren.

Schritt 4: Langsam Richtung Gesicht und Ohren massieren. Die Bewegungen weicher werden lassen.

Schritt 5: Vorder- und Rückseite des Nackens mit der offenen Hand massieren.

Schritt 6: Aktive Armmassage: in kreisenden Bewegungen Schultern und Ellenbogen massieren. In streichenden Bewegungen Ober- und Unterarme.

Schritt 7: In einer weichen, kreisenden Bewegung Brust und Bauch massieren. In streichenden Bewegungen (auf und ab) das Brustbein.

Schritt 8: Beide Hände mit Öl benetzen und, so gut es geht, Rücken und Wirbelsäule massieren.

Schritt 9: Die Beine fest massieren. Dabei kreisende Bewegungen über Fußgelenke und Knie machen, so wie bei den Armen. Streichende Bewegungen über Ober- und Unterschenkel.

Schritt 10: Nehmen Sie sich für die Füße etwas mehr Zeit. Mit den Handflächen aktive, reibende Bewegungen über Fuß (und Fußsohle) machen.

Schritt 11: Behalten Sie einen dünnen Ölfilm auf der Haut und lassen Sie ihn einziehen. Das Öl nährt die Haut und wärmt die Muskeln.

22:00 Uhr

Bei Bedarf duschen

22:15 Uhr

Schlafen

»Viele kleine Menschen, die an vielen kleinen Orten viele kleine Dinge tun, können das Antlitz der Erde verändern.«

(afrikanische Weisheit)

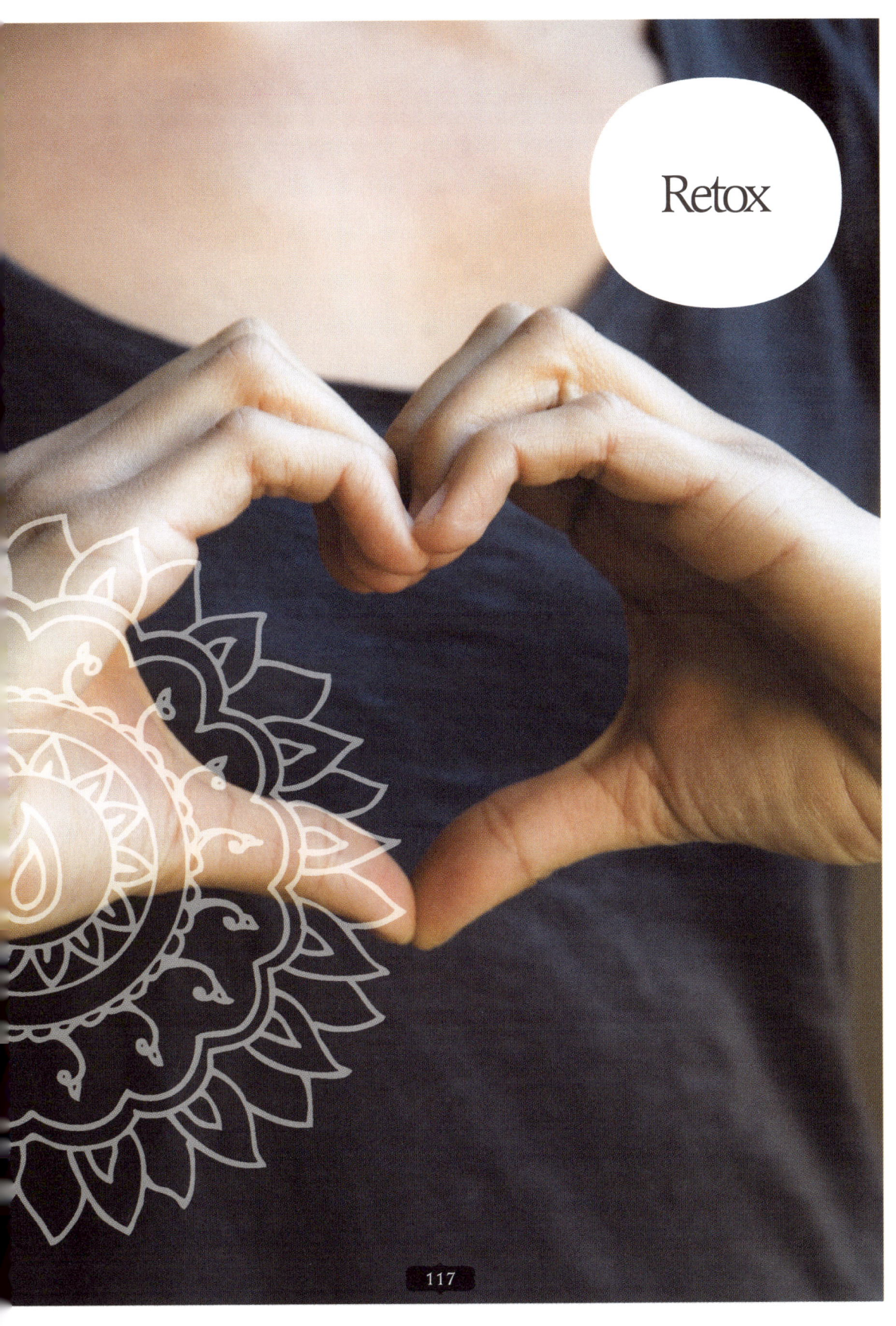

Retox

Warum Retox?

Retox lässt sich mit den letzten Szenen Ihres Lieblingsfilms oder dem Ende einer guten Geschichte vergleichen. Wenn Sie diesen Teil auslassen, spüren Sie ein Gefühl der Unzufriedenheit und Unvollkommenheit, und es geht ein Teil des Effekts verloren. Retox ist ein wichtiger Bestandteil des Daytox-Prozesses. Der Erfolg der Detox-Kur hängt sogar zu einem Großteil davon ab, wie Sie wieder aufbauen.

Nach dem Daytox fühlen Sie sich entspannt, klar, voller Energie, inspiriert und voller Leben. Wenn Sie unter chronischen Beschwerden wie Blähungen, Bauchkrämpfen, Pickeln oder Kopfschmerzen gelitten haben, sind diese nun verschwunden. Würden Sie das Detox-Ende mit einem Hamburger-Menü und einer Flasche Champagner feiern, dann wäre der Effekt mit einem Schlag weg. Gemächlichkeit ist das Schlüsselwort. Der Körper weiß nicht, wie er mit dem Zuviel an gesättigtem Fett, Salz, Zucker, Chemikalien und Alkohol umgehen muss, und steht unter Stress. Sie bekommen Bauchschmerzen vom Fleisch, Kopfschmerzen vom Salz, und Sie fühlen sich schwer und schlaff. Weg ist das frische und leichte Gefühl. Je gemächlicher und bewusster Sie aufbauen, desto mehr und desto länger haben Sie an Ihrem Daytox Freude!

Retox-Hilfe

Auch für die Retox-Periode können Sie einen Stufenplan erstellen. Dieser Plan ist fast derselbe wie das Pretox-Schema, mit einem großen Unterschied: Sie führen die Schritte in umgekehrter Reihenfolge durch. Langsam beginnen Sie mit der Einführung von »Nicht-Detox«-Produkten, sodass Sie nach einer Woche wieder bei Ihren alten Essgewohnheiten sind. Sie bauen dabei von leicht verdaulich zu etwas schwerer und von kleinen zu normalen Portionen auf.

Beginnen Sie mit kleinen Mengen an Magerquark, Buttermilch und Joghurt. Danach essen Sie wieder Hüttenkäse und Ricotta, im Anschluss folgen Ei und Milch. An den ersten vier Retox-Tagen ernähren Sie sich noch vegetarisch. Danach können Sie leicht verdauliche Fisch- und Fleischsorten (Weißfisch, Pute und Huhn) in Ihre Ernährung einbauen. In der Retox-Woche trinken Sie noch ausschließlich koffeinfreien Kaffee oder Getreidekaffee. Erst nach einer Woche beginnen Sie wieder mit schwereren Fisch- und Fleischsorten, wie Lachs und Rindersteak. Auch mit Alkohol, koffeinhaltigem Kaffee und Butter warten Sie bis zum letzten Retox-Tag. Wenn Sie das Ende Ihres Daytox-Programms feiern möchten, ist die beste Option ein Glas biologischer Rotwein. Beginnen Sie erst nach dem Retox allmählich wieder mit dem Verzehr von Fertiggerichten, zuckerhaltigen Produkten und Erfrischungsgetränken. Aber Sie dürfen sie natürlich auch weglassen!

Das gilt übrigens für alle »Nicht-Detox«-Produkte. Dank Ihrer Detox-Kur begreifen Sie Ihren Körper, die Wirkung von Nahrung und Ihre Reaktion auf unterschiedliche Produkte besser. Wenn Sie merken, dass es Ihnen ohne Kuhmilch oder Zucker besser geht, können Sie diese Produkte natürlich auch einfach weglassen. Kleine Anpassungen können Ihre Gesundheit auf sehr positive Weise beeinflussen. Doch auch hier gilt: Gehen Sie dabei gemächlich vor.

Seien Sie nicht zu rigoros und setzen Sie sich keine unerreichbaren Ziele. Einige Detoxer sind nach der Detox-Periode extrem motiviert und wollen ihr Leben komplett auf den Kopf stellen. Was ihnen vorschwebt, ist so dermaßen anders als ihre alten Ess- und Lebensgewohnheiten, dass die Umstellung zu groß ist und sich das Ideal als praktisch unerreichbar erweist. Das ist sehr demotivierend. Versuchen Sie daher nicht, in Extremen zu denken, sondern machen Sie kleine Anpassungen, die Sie allmählich ausbauen können.

TIPPS:
* Erstellen Sie einen deutlichen Retox-Plan.
* Bereiten Sie sich gut vor. Erledigen Sie Retox-Einkäufe in dem Wissen, was erlaubt ist und was nicht.
* Setzen Sie sich keine unerreichbaren Ziele und vergessen Sie nicht das Schlüsselwort: Gemächlichkeit.
* Wenn Sie Ihre Ernährung dauerhaft umstellen möchten, ziehen Sie einen (naturheilkundlichen) Ernährungsberater zu Rate. Er gibt Ihnen alle wichtigen Informationen, damit Sie lernen, auf intelligente Weise mit Essen umzugehen.

Retox-Hürde

Die am häufigsten vorkommende Retox-Hürde ist – ob Sie's glauben oder nicht – die Angst, wieder mit dem Verzehr »normaler« Lebensmittel zu beginnen. Ab dem Zeitpunkt, ab dem Sie schwerere Nahrung zu sich nehmen, können Sie sich anfangs schlaff und träge fühlen. Ihr Körper muss sich umstellen und benötigt dafür Zeit und Energie. Wenn Sie allmählich aufbauen und einen guten Plan aufgestellt haben, ist eventuelle Angst unbegründet. Machen Sie sich bewusst, dass Ihre Verdauung für die Umstellung Zeit braucht.

Einige Detoxer leiden aufgrund der Veränderung ihrer Essgewohnheiten vorübergehend unter Verstopfung. Dies lässt sich beheben, indem Sie morgens Leinöl einnehmen und eine Stunde vor dem Schlafengehen einen oder zwei Äpfel essen. So wird der Stuhlgang angeregt.

Nun, da die Detox-Kur hinter Ihnen liegt, scheint es plötzlich viel mehr Verlockungen zu geben. Alles, was Sie eine Weile nicht gegessen haben, sieht himmlisch aus. Sie riechen viel besser; der leiseste Geruch kann dafür sorgen, dass Ihnen das Wasser im Mund zusammenläuft. Auf einmal ist wieder alles erlaubt, und die Tatsache, dass die Auswahl so groß ist, kann die Wahl zur Qual machen. So sehr, dass Sie gar nicht erst wählen, sondern alles nehmen. Die Folge sind Überessen und »Sündigen«. Lassen Sie sich nicht aus der Bahn werfen! Seien Sie nicht zu streng mit sich selbst, wenn Sie einmal zu viel essen oder ein Produkt wählen, das nicht ins Retox-Schema passt. Machen Sie einfach da weiter, wo Sie stehen geblieben sind, bleiben Sie guten Mutes und geben Sie nicht auf.

Auch im Alltag erleiden wir Rückschläge. Nicht der Rückschlag an sich bestimmt am Ende das Ergebnis, sondern wie wir damit umgehen und wie flexibel wir sind. So trainieren Sie nicht nur körperliche (mit Yoga), sondern auch mentale Flexibilität!

»When you get lost, that's when it gets interesting.«

(Hilary Brown)

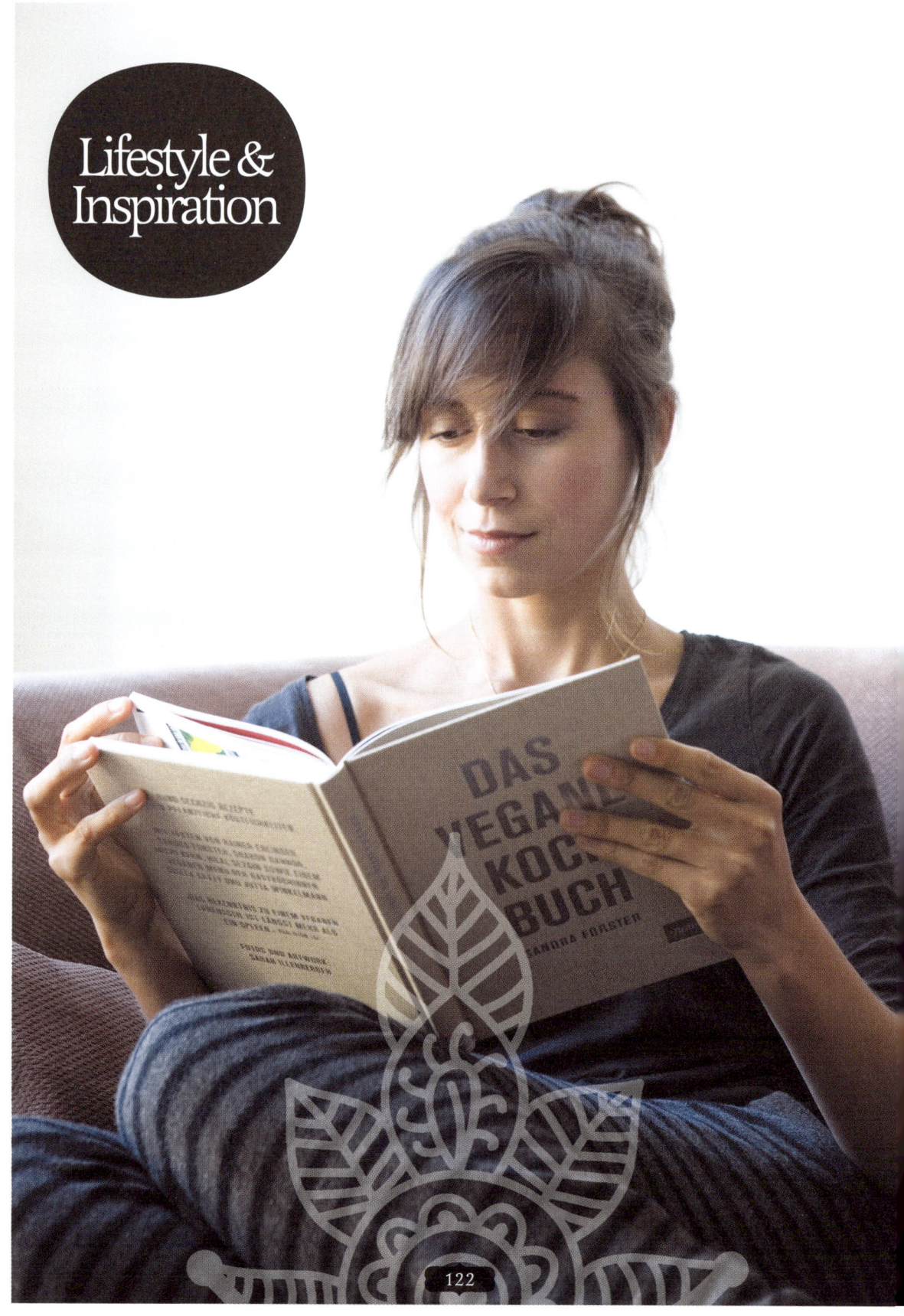

Lifestyle

Herzlichen Glückwunsch! Sie haben das Daytox-Programm geschafft! Es waren Einsatz, Überzeugung und Durchhaltevermögen nötig, doch das, was Sie im Gegenzug erhalten haben, wiegt hoffentlich mehr. Was Sie aus einer Detox-Kur mitnehmen, ist jedes Mal – und für jeden – anders. Das kann etwas ganz Subtiles sein, wie eine Erkenntnis, oder etwas ganz Konkretes, wie strahlende Haut. Und wer weiß, vielleicht hat es Sie dazu inspiriert, einige Detox-Prinzipien in Ihren Alltag zu übernehmen.

Vinyasa

Alles in der Natur besteht aus »Vinyasas«: endlosen, zirkulären Abläufen. Zum Beispiel die vier Jahreszeiten oder die Gezeiten, Ebbe und Flut: Alles ist in einem ständigen Wechsel. Auch der Detox-Prozess ist ein Vinyasa. Er beginnt mit Pretox, geht über Detox zu Retox und endet mit »Crap« – einem Rückfall in schlechte Gewohnheiten –, wonach Sie beschließen, wieder zu detoxen. Es ist völlig normal, wieder in alte Muster zu verfallen, die manchmal einen Tick mehr Crap enthalten, als uns lieb ist.

Wenn Sie ein jährliches Detox-Programm einplanen, werden Sie merken, dass der Crap weniger Platz einnehmen wird und die gesunden Phasen länger dauern werden. Sehen Sie es als eine Spirale, eine Reihe aufeinanderfolgender Kreise. Zuerst sind die Kreise der Spirale noch klein, doch mit der Zeit werden sie immer größer. Es dauert immer länger, bis Sie wieder in schlechte Gewohnheiten verfallen, und Sie lassen schneller wieder davon ab. Das bedeutet, dass Sie die Grundprinzipien von Detox verinnerlicht haben und eine Detox-Kur jedes Mal etwas weniger dringend notwendig ist. Statt jährlich können Sie dann auch alle zwei Jahre detoxen. Sie leben weniger in Extremen (Detox vs. Crap, Weinen vs. Lachen, hyperaktiv vs. erschöpft) und finden langsam die goldene Mitte. Sie leben und ernähren sich ausgeglichen.

Die letztendliche Stärke von Detox liegt nicht in einer kurzfristigen Verbesserung der Lebensqualität, wenngleich der Detox-Prozess sicherlich auch diesen Effekt hat. Die letztendliche Stärke von Detox liegt in der Verinnerlichung der unterschiedlichen Detox-Elemente, wodurch sich Ihre Lebensqualität langfristig verbessert. Every DAY of your life.

Inspiration

Inspiration ist schön, aber praktische Inspiration ist noch viel schöner! Damit können Sie Ideen sammeln und herausfinden, wie sich diese Ideen anwenden lassen. Die folgenden Internetseiten helfen Ihnen dabei!

Lifestyle
www.goop.com
www.thekindlife.com
http://organiceyourlife.com
www.meatlessmonday.com

Fashion
www.stellamccartney.com
www.charliemary.com
www.satyajewelry.com

Kunst
www.mirandajuly.com
www.banksy.co.uk
http://blog.vandalog.com

Kochen
http://veganyumyum.com
www.theppk.com
www.macrobiotics.nl
www.vegetariantimes.com
http://kyradevreeze.nl/blog

Reisen
www.happycow.net
www.treehugger.com
www.greenseat.nl

Register

Rezepte

Yoga-Übungen

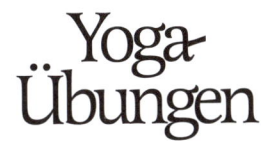

Worte des Danks

Brüder, Schwesterchen, Paps und Mutti. Ihr seid mir immer nahe, egal wie viele (Kilo-)Meter zwischen uns liegen. Ich danke euch, meinen lieben Freundinnen, die ihr auch meine Familie seid. Meinen Lehrern, dafür, dass sie ihr Wissen, ihre Erfahrung und Inspiration mit mir teilen.

Den Breens, die mich mit offenen Armen empfangen haben und mir immer wieder Liebe und Wärme geben. Anaïsa und Gonnie für all die harte Arbeit und das Vertrauen, das sie mir geschenkt haben, wodurch ich mir meinen Traum – zu schreiben – verwirklichen konnte. Sarah Jane und Suzanne für ihr Talent, meine Worte in herrliche visuelle Kunstwerke zu verwandeln. Flora dafür, dass sie mir ihr fantastisches Haus zur Verfügung gestellt hat. Und der Visagistin Maria für ihren subtilen, aber sichtbaren Touch. Ihnen, liebe Leserinnen und Leser von Daytox, vielen Dank, dass Sie die Zeit und Mühe investiert haben. Und vielen Dank, B, you make my life sing!

Prayer to the arms of Love

My brother there's so much more
To the heart that the mind can't hold
There's a ticket into fields of gold
And o my brother it's so

My beautiful sister now
Everyday when the sun goes down
Shine a light on your darkest hour
Have faith in the arms of love

O people we hold on strong
Help each other to carry on
O we dance and we sing our song
Find grace in the arms of love

(Text: Taco de V)